新安孤本
醫籍叢刊 第一輯

王鵬／主編

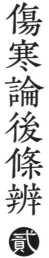

傷寒論後條辨 貳

〔清〕程應旄／撰　王旭光／提要

2019年度國家古籍整理出版專項經費資助項目

北京科學技術出版社

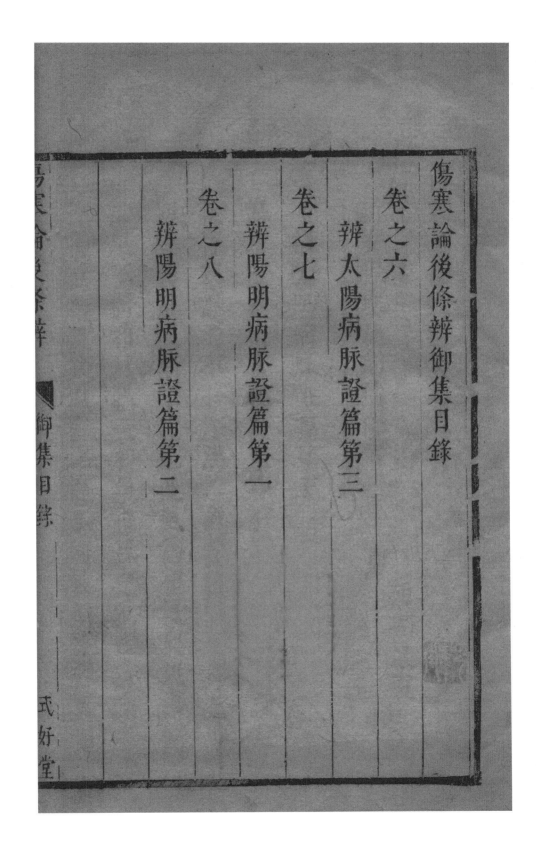

傷寒論後條辨御集目錄

卷之六

辨太陽病脉證篇第三

卷之七

辨陽明病脉證篇第一

卷之八

辨陽明病脉證篇第二

武好堂

傷寒論後條辯卷之六 一名直解

新安程應旄郊倩條註

男　廷瑚展夏　校
　　廷璉殷玉

辯太陽病脉證篇第三

傷寒之名統言之耳天令有寒暄之不齊受於人
遂有寒溫之不一寒溫二氣之乘人皆必挾有風
邪腠理無風則不入也此風爲邪風與風傷衛之
虛風不同邪風猶云邪氣也風之爲溫亦與冬傷
於寒至春癸爲溫病之溫不同彼則發之於內故

傷寒論後條辨 卷六

不惡寒，此溫挾表而入兼見惡寒，卽不惡寒，亦微

惡風。若寒自寒溫自溫，各行其道，寒之閉藏者遂

其閉藏，溫之疏泄者遂其疏泄之性，自無乎

其閉藏之性溫之疏泄者遂其疏泄之性自無乎

證何難處治唯二氣有交錯之時則陰外閉而陽

內鬱煩躁自此生矣原其煩躁皆因汗不出而其

汗不出皆因寒邪外壅而閉熱於經此證非汗不

可而此證又非桂枝麻黃二湯之可汗故不得不

另剔出其脉與證以定主治之法此大青龍湯之

所由設也見此病非此法不治而此法又不可誤

及他病之似是而非者故立法關防層層洗剝欲

人從煩躁渴熱處辯及真假辯及虛實則以之治

寒熱交錯之病不難以之治寒熱不交錯之病益

無奕太陽一經虛實互因寒溫異氣合前篇條

而讀之標本了然方可以之治傷寒也

太陽中風脈浮緊發熱惡寒身疼痛不汗出而煩躁

者大青龍湯主之若脈微弱汗出惡風者不可服服

之則厥逆筋惕肉瞤此為逆也以真武湯救之

煩躁非中風之證而曰太陽中風者溫得風而從

辯太陽

二 式好堂

不汗出而煩躁總是陽氣擁鬱不得越之故

陽熱化氣在衛分即為邪風也若云傷風見寒則
論中所云風則傷衛寒則傷營營衛俱傷骨節煩
疼當發其汗者何以祇言骨節煩疼而已陽邪在
衛而脉則浮緊證則發熱惡寒身疼痛不汗出而
煩躁明是陰寒在表鬱住陽熱之氣在經而生煩
熱熱則併擾其陰而作躁也煩躁須汗出而解汗
劑無如麻黃湯然而辛熱之性散寒雖有餘而壯
熱則愈甚一用之而斑黃狂悶之證隨汗勢而療
原奈何故加石膏於麻黃湯中名曰大青龍湯使

辛熱之劑變爲辛凉則寒得麻黃湯之辛熱而外

出熱得石膏之辛寒而內解龍升雨降鬱熱頓除

矣然此湯非爲煩躁設爲不汗出之煩躁設若脉

微弱汗出惡風者雖有煩躁證乃少陰亡陽之象

全非汗不出而鬱蒸者比誤服之遂有厥逆筋惕

肉瞤之變故復立眞武一湯救之特爲大青龍湯

對峙見一則救不汗出之煩躁與雲致雨爲陽亢

者設一則救汗不收之煩躁燥土制水爲陰盛者

設煩躁一證陰陽互關不可不辯及毫釐也

傷寒論後條辯　辯太陽　三　式好堂

傷寒論後條辨 卷十六

百九
七十

形作傷寒。其脉不弦緊而弱。弱者必渴。被火者必譫

語。弱者發熱脉浮。解之當汗出愈。

由前條觀之。大青龍不可誤加於脉微弱汗出惡

風證明矣。然證與脉之間。不細細剔明。又或有當

用大青龍湯。而不敢用之。以致當機失事者。如其

人形作傷寒。凡前條中發熱惡寒身疼痛不汗出

之證備。其但其脉較之前條。不弦緊而弱。不弦緊

卽弱字注脚。一反一順。非兩層言脉浮則同。但不

弦緊耳。明是指陽浮而陰弱之緩脉也。傷寒而見

此條與桂枝
二越婢一條・
同有弱脉只
從不弦緊與
微字・分汗劑
之輕重・

風脉熱傷氣也則亦同屬寒邪外壅而鬱熱於經
之病自應同屬大青龍之治所可狐疑者前條有
脉微弱不可發汗之戒耳不知不難辨之前條之
弱曰微弱微者陰脉也此之弱不弦緊之弱仍陽
也此陰脉之弱不必渴此之弱者則必渴渴即上

一
條煩躁之互文・但稍有微甚不同耳陰脉之弱頻
躁而不渴自可温此之弱即不煩躁亦必渴不可
温被火者必讝語其驗也陰脉之弱亦令人形作
傷寒却不發熱此之弱則發熱所以然者陰脉之

辯太陽

四

式好堂

傷寒論後條辨

卷六

弱者徵此之弱者脉浮故也解之當汗出愈以大
青龍湯有石膏滌熱故云解之復有麻黃湯發汗
故云當汗出愈前條出方此條出治亦互交也亦
以見大青龍之為解劑而不同桂枝麻黃之汗劑
也或曰此條仲景既未明言從前又無人指出子
何所據而強作解事余曰只據本文云解之當汗
出愈必非不用表藥可知條中形作傷寒豈非麻
黃湯證乎而脉弱可用麻黃湯否脉不弦緊而弱
豈非桂枝脉乎而形作傷寒可用桂枝湯否無巳

則桂枝麻黃各半湯爲宜矣而條中有一渴字可
純用桂麻辛熱之品以重奪其津液否兇弱脉不
渴者多矣而於渴上着一必字渴證可用辛熱發
散者唯小青龍湯中有之然巳先標一語曰心下
有水氣故一條則曰或渴一條則曰發熱不渴服
湯巳渴者此寒去欲解也明其爲水氣作渴與煩
熱之渴無干故辛熱可愈耳若此條之必渴者卽
不欲用大青龍舍大青龍其誰歸哉傷寒論一書
仲景立言定法多在無字句處而今人徒索之於

辯太陽

五

式好堂

字句之中即在字句中者又不善索其字句固知

傷寒論一書死於斷章詰義之手者多矣。

太陽病脉浮緊無汗發熱身疼痛八九日不解表證

仍在此當發其汗服藥已微除其人發煩目瞑劇者

必衄衄乃解所以然者陽氣重故也麻黃湯主之

用大青龍湯以治寒溫合病如前條之層層洗剝

當不至於當機失事矣而當機失事又往往有在

洗剝之外者如得太陽病其人已受陽邪在衛矣

而脉則浮緊證則無汗發熱身疼痛亦純是陰寒

之邪○閉固在表胡爲不生煩躁○以其人不惡寒陰逆
邪固淺○陰邪淺則陽邪不甚鬱過○故不生煩躁逆
不解○自致陽邪之鬱過者○不甚而甚○雖煩躁未見
八九日不解○表證仍在此則陰邪之閉者當解
然既無惡寒證則亦宜遵大青龍湯發汗之法○自
無後慮○奈何當機失用○所云服藥者必辛熱之藥
非辛凉之藥也○微除者陰寒爲陽邪所持不能盡
除也○陰寒微除○陽熱自爾愈盛○是故头過之陽氣
因辛熱而勃升其人發煩者陽氣怫蒸也○目瞑者

崙太陽 六 式好堂

須知陽氣重.
由八九日所
鬱而然得衄
則解者陽氣
解也無復發
煩目瞑證耳
究竟汗仍不
出而發熱身
疼痛之表證
未全除故仍
主麻黃.

卷六

陽氣搏及營陰也劇則衄者陽氣不止搏之且逼

及營中之血而逆上也唯不服大青龍至於如此

則亦幸而衄耳衄則熱隨血出而心過之陽有其

出路不解而自解矣所以然者陽氣重故也此二

句總結上文釋服藥微除之誤非釋發煩目瞑劇

衄之故因以麻黃湯主之承其下見陽邪得解而

唯微除之陰邪未盡除而今乃主此耳前此非

麻黃湯證而大青龍湯證也假令服大青龍湯不

唯無發煩等證俟令之麻黃湯亦可不服也

百九

九

創此以明上
條衄後仍用
麻黃之故衄
後煩不愈者
衄氣重不重
三分經

太陽病脉浮緊發熱身無汗自衄者愈

夫同一大青龍湯也不當服而誤服既有厥逆筋

惕肉瞤之變當服而失服又有發煩目瞑劇衄之

變後人過寒溫互見之證將安所措手乎曰大青

龍湯為寒溫二氣互盛而設若其間有偏輕偏重

則閉者不致重閉逼者不致允逼熱無所逼大青

龍湯不必用也如同一太陽病陽邪在衛者與前

條無異但脉雖浮緊而證只發熱無汗不唯無惡

寒且無身疼痛陰邪較輕可知陰邪輕則雖欲行

傷寒論後條辨

巻太陽

七

式好堂

傷寒論後條辨

卷六

閉固而陽邪不受其閉固旣不獲於膚腠中尋出
路自當於空竅中尋出路矣一自衄而陽邪得升

陰圍亦解以營主血故也緣未衄之前大青龍之

證尚未全故旣衄之後麻黄湯之藥可勿找也

三百

傷寒脉浮緊不發汗因致衄者麻黄湯主之

可見寒溫兩中之證受邪自有淺深於其見證處

察及根源大青龍自無誤主矣故不妨且丟去寒

溫兩中之證而重拈一寒傷營之證以對勘之知

傷寒自有傷寒之治兩中自有兩中之治初不以

衣陽病爲陽
引陽邪得衄
知其解解必
洪沛而來傷
寒爲陰邪陰
邪得衄陰
凝凝必滑滴
而至

證爲異同也如傷寒者寒傷營之病也而脈更浮

緊毫無陽邪夾雜可知此際循傷寒例用傷寒藥

發汗誰人不諳萬一不發汗因而致衄則疑端生

矣以前一條誤用辛熱而得衄此一條得無束手

以次一條得衄而勿藥此一條得無因循不知前

一條以陽邪激動妄行而作衄失在誤用辛熱此

一條以寒邪壅滯循經而作衄失在不曾用辛熱

一條之衄熱尋出路而邪已去辛熱無所用此

次一條之衄寒閉營分而邪正深用

涼亦無所用此一條之

辨太陽

大抵傷寒見
衂者由其人
營分素熱○一
被寒閉營不
得遏從而上
升矣○

傷寒論後條辨　　卷六

辛熱則曰宜用辛凉則曰誤蓋麻黃湯爲寒傷營

之主劑雖衂證同於寒溫兩中自不能游移焉借

彼治此不能游移焉借彼治此其不能游移焉借

此治彼可卽傷寒之一證例推之矣○或曰傷寒

之藥不可用於寒溫兩中矣何以前一條亦有麻

黃湯之主豈前條非兩中病乎曰前之麻黃湯蓋

主於衂解後爲熱邪已出而唯剩表寒未除故主

此以徹其餘表原是治傷寒非是治兩中也況三

衂字一日必衂一日自衂一日因致衂只於必字

自字因致字上着想便知衄之來太路知衄之來

太路而三者病之來太路井狀於胸矣凡傷寒初

起但不惡寒便知來溫溫少寒多一得衄則熱隨

衄解所未解者寒耳故可用麻黃衄未解之先雖

不煩躁亦大青龍湯證也

太陽病發熱惡寒熱多寒少脉微弱者此無陽也不

可更汗宜桂枝二越婢一湯

合前數條觀之大青龍之主寒溫兩中也首出其

正治與誤治次出其暗相絀合之治而又次出其

傷寒論後條辨　太陽　九　式好堂

卷六

尤非大青龍之脉其脉微弱則衛陽原自衰之可

之寒證少也熱多寒少巳非大青龍之證顧其脉

矢邪風在衛所以煩躁而渴之熱證多形作傷寒

見發熱惡寒知非形作傷寒之病而風傷衛之病

使權衡劑量不失錄黍方為至當如大陽病而證

弱㐹不可以大青龍湯檠而治之則隨證定法務

溫兩邪所中互有淺深而人之營衛受之各有強

胘也更出一寒傷營反勘之治病情盡此矣但寒

失治與勿治諸證歷歷可無疑矣猶懼人不能顯

無陽者液亡
衛之也以此
二字對陽氣
重看則不可
更汗祇是對
大青龍言平

知一旦邪陽來乘正陽為其所奪雖不兼首條汗
出惡風之微弱然此之微弱亦是無陽也邪陽盛
宜汗正陽虛不可更易他藥如大青龍湯者發汗
唯宜桂枝二越婢一湯加減始終之益用桂枝二
之其溫酸使正陽得以補收獲戕用越婢一之辛
甘寒使邪陽得以中外分袪此未嘗非大青龍湯
之製裁而用之而主治不同者何也有桂枝湯斂
戕正陽為主則越婢一中之石膏不過取其陰涼
之性女奴畜之非如大青龍湯之可以匹主也用

傷寒尚論後辨　　辨太陽　　十　　式好堂

傷寒論後條辨

卷六

之佐麻黃湯而爲邪陽驅熱煩者卽用之佐桂枝

而爲正陽保津液旣役之而令其如彼復跳之而

令其如此驅遣唯吾而左右供職故曰越婢也合

首條觀之首條而下當是傷寒夾溫故屬實者多

自此條而下當是中風夾溫故屬虛者多也○據

云熱多爲兼首條之煩渴證從何見之曰次條旣

有弱者必渴之文而越婢中復有石膏之主豈有

無陽證不煩渴而用石膏者乎石膏爲陽明去邪

熱藥却爲清肺之使夫肺者氣化之所從出歟

二百
二

服桂枝湯大汗出脉洪大者與桂枝湯如前法若形

如瘧日再發者汗出必解宜桂枝二麻黃一湯

此接上條來桂枝湯即桂枝二越婢一湯以前條

有不可更汗之語而麻黃石膏俱婢視之故不重

及耳服前桂枝湯得大汗出則邪陽得發可知微

弱之脉轉洪大則正陽得復可知但大汗能出邪

陽亦恐能虛正陽洪大爲復正陽亦恐爲壅邪陽

仍用桂枝湯爲主而配越婢湯半如前二與一之

法然後大出之汗乃復斂洪大之脉始得平若服

初証無汗而
脉徵弱則桂
枝湯能助宣
正陽最後大
汗一出則桂
枝爲更能逞
尺邪陽前二
欲執邪風去
桂枝湯主之
是也

辨太陽

傷寒論後條辨 卷六

形如瘧日再
發者邪欲出
而表氣輭之
當是脉巳洪
大汗未得耳

前桂枝湯而形如瘧日再發者必其未得大汗出
也故正陽欲復邪陽欲出而一二分之表邪尚覆
之但使汗出則必解矣宜用前桂枝加越婢湯二
配以麻黃湯一乃爲合法也

二百
二十三

太陽病得之八九日如瘧狀發熱惡寒熱多寒少其
人不嘔清便欲自可一日二三度發脉微緩者爲欲
愈也脉微而惡寒者此陰陽俱虛不可更發汗更下
更吐也面色反有熱色者未欲解也以其不能得小
汗出身必癢宜桂枝麻黃各半湯

太陽病至熱
多寒少作一
頭下面分三
脚微緩爲欲
愈者此脉陰
陽爲和平雖
劇當愈也脉
微而惡寒者
陰陽不足陽
往從之陽脉
不足陰往乘
之足爲虛邪
微而惡寒者
面色反有熱
色者正邪分

又如太陽病得之八九日正邪勝復之關在此時

矣乃作如瘧狀發熱惡寒邪雖變動而熱證仍多

寒證仍少此則確乎陽氣主持而帶二三分寒邪

也陰陽消長之際不慮邪氣轉盛反防正氣先虛

必須細細察之如其人不嘔不利脉復微緩而寒

熱日二三發此陽氣已經外向陰邪欲退不須治

也恐誤治傷陽反生他變若脉既微矣而又惡寒

與脉浮緊之惡寒不同矣此表裏俱虛以致邪戀

不去雖使熱多寒少只宜養正助陽不可行汗吐

辨太陽

式好堂

一乍往來寒熱

是為實邪三

者俱在營衛三

上說脈微而

惡寒發熱

未作時之脈

證

二百
四

傷寒論後條辨　卷六

下攻熱若反而色赤熱者是陽巳浮而外薄僅為
微陰所持故解而未欲解致有此如瘧狀所以然
者以未得小汗以宣助陽氣致陽氣雖不內擾却
怫鬱於肌膚身癢其驗也陽不內擾則亦無容宜
伐其陽大青龍湯不中與也宜以越婢之桂枝湯
合以麻黃湯更前二與一之法為各半法得營衛
清徹而小汗出則邪去而正不傷發中有補矣
傷寒不大便六七日頭痛有熱者與承氣湯其小便
清者知不在裏仍在表也當須發汗若頭痛者必衄

宜桂枝湯。

況熱證乘虛者多雖有可攻之證尤須斟酌傷寒

不大便六七日宜屬裏矣而其人却頭痛欲攻裏

則有頭痛之表證可疑欲解表則有不大便之裏

證可疑表裏之間何從辨之以熱辨之而巳熱之

有無何從辨之以小便之而巳有熱者小便必

短赤熱巳入裏頭痛祗屬熱壅可以攻裏宜加承

氣湯於桂枝二越婢一湯中則不但大便逼而頭

痛亦止其小便清者無熱可知熱未入裏不大便

卷六

血後仍用桂
枝與陽氣重
正衄後仍用
麻黃對看

祇屬風秘仍須發汗遵前桂枝二麻黃一湯發其〇

汗得汗則頭痛止而大便亦通但頭痛在六七日〇〇〇

上陽邪已經壅久而又與不大便兼見則雖頭痛終〇〇〇

不能變更前條所加越婢之桂枝湯也〇

止後其餘熱未能盡徹也必見衄證清其餘熱〇〇〇

二百
五十

服桂枝湯或下之仍頭項強痛翕翕發熱無汗心下

滿微痛小便不利者桂枝湯去桂加茯苓白术湯主

之〇

以前法治前證風寒兩得解不必言矣猶恐二邪

交錯已久而營衛中之氣液不無被耗雖對證施
治病不應藥則前方又不能無增與減也如審其
人小便清服前桂枝湯如法治表矣裏治則不唯
頭痛已必無翁翁發熱無汗之證又或審其人有
熱服前承氣湯下之如法治裏矣裏治則大便得
下必無心下滿痛小便不利之證乃其人表裏之
邪而不解而反有增證何也緣邪擾多時中氣必
虛中氣虛津液必少更加辛熱耗之則中氣愈虛
而津液愈少邪乘虛擾益復瀰漫耳夫前湯中辛

辨太陽

古

武好堂

無汗而小便不利，在陽明多發黃，而此不發黃，卻非瘀熱在裏，當責脾虛而熱傷其脾氣，故見證越是經氣不輸，非關邪也。須知此條以前俱實有不汗出煩渴證，至此條方有出入不同處。

傷寒論後條辨　卷六

熱，唯桂、桂行主令，雖有麻黃之發表，石膏之清裏，終無能以婢職擅主權。但取本方去其桂，而以茯苓白术加之，換去主人，而麻黃石膏乃得行發表清裏之功。主人既換，而佐使有權，何邪之不服也。益溫之兼寒邪，則唯實實無變動。溫之兼風邪，乃爲虛虛，則傳變不常，故只此桂枝二越婢一方，而自始至終，調停斟酌，不能率情任意，有如此者。唯至此方示不更於微更之中，大青龍漸有交替之意矣。

服桂枝湯，大汗出後，大煩渴，不解，脉洪大者，白虎加
人參湯主之。

前條雖華去桂命而一時輔佐供職如舊只有茯
苓白朮係借來之客猶不失大青龍之規模也迫
至陽邪獨擾而成功者退矣如前此服桂枝湯大
汗出後此時邪陽雖退正液亦衰加以大煩渴陽
神雖復而熱勃起不唯不解而脉轉洪大是始
之寒溫兩盛者一變為寒溫兩停繼之寒溫兩停
者再變為熱多寒少今此則熱多寒少者三變為

辨太陽

式好堂

五

傷寒論後條辨　卷六

有熱無寒大煩渴而脉洪大溫病之真面孔全露
矣火炎土燥金爍水枯不得涼颷安能退焰此際
之大青龍不唯桂枝麻黃竄身無地而若杏仁若
芍藥皆在告罷老之列正位中宮不得不陞起
石膏之婢坤以承乾矣以婢役婢唯存廿草一味
其餘汲于族之波以接援則用知母倚母族之貴
以護戴則用粳米人參雖前條生津助液之茯苓
白术且防其以客偆主革去不用而況其他乎斯
則虎聲一嘯而大青龍之全局盡翻矣

二百
七卅
八

傷寒病若吐若下後七八日不解熱結在裏表裏俱

熱時時惡風大渴舌上乾燥而煩欲飲水數升者白

虎加人參湯主之

石膏爲大青龍湯中之婢而能翻大青龍之局者

以大青龍之桂麻能亡津液而石膏所長在全津

液以全津液而得白虎之名則自汗後而推之之

後吐後皆將賴白虎爲資生聖善之母敢婢畜之

哉又如傷寒病吐下後七八日不解津液之明消

而瘖耗者不知凢幾消耗極而熱乃結熱結在表

辨太陽　　　　　　　　　　十六　　式好堂

結在裏表氣
延遲於外而
不得入也須
知熱結在裏
而不同胃結
者正從時時
惡風背微惡
寒處分別

傷寒論後條辨　卷六

則身發熱而時時惡風以風因熱結而併住也熱

結在裏則大渴舌上乾燥而煩欲飲水數升此則

燥熱極而津液之消耗者涓滴無存矣雖時時惡

風尚帶大青龍之證而急以涼肅中宮為主白虎

加人參湯主之滌熱除煩生津止渴解去鬱結而

中外清涼微風隨結熱而散自可無煩另掃矣

二百
九

傷寒脉浮滑此裏有熱表有寒也白虎湯主之一

由前二條觀之白虎之為白虎者以還津液於旣

汗旣吐旣下之後此為矯偏此為救誤不因汗吐

裏有熱表有
寒亦是熱結
在裏蔚往表
氣于外但較
之時蔚風
肯微惡寒者
之候勿寒虛
之狀表氣雖
機而未虛故
白虎中不用

下後白虎向從建功哉不知白虎之於矯偏救誤
其餘技耳而在溫熱邪之暴乘直中者舍白虎無
能獨當一面如傷寒必顯寒證可知及診其脉浮
中不但無緊且復多滑知其陽氣盛極而鬱蒸此
裏有熱也裏熱盛則格寒於外多厥逆身凉證此
表有寒也讀厥陰篇中脉滑而厥者裏有熱也白
虎湯主之則知此處表裏二字為錯簡云白虎
渴燥飲水可知若據表而言何嘗無大青龍證而
一意主及白虎使表裏撤拒而陰隨陽退中外蕭

辨太陽

七

式好堂

清一舉兩得并不藉力於人参之匡助耳

傷寒無大熱口燥渴心煩背微惡寒者白虎加人参

湯主之。

前條之主白虎者據脈而生之。故有寒不必治寒。

然而即證亦有可據者。如寒傷營之病不但表有

寒亦宜表有熱。今既無大熱而口燥渴心煩則熱

歸於裏鬱蒸不解可知。雖背微惡寒似乎火青龍

之證未全罷不須牽顧白虎陽主之。但使津生熱

化雖有微寒自有人参托住陽長陰消可無慮也。

傷寒脉浮發熱無汗其表不解者不可與白虎湯渴
欲飲水無表證者白虎加人參湯主之

渴欲飲水無
表證者太陽
證罷轉屬陽
明也轉屬陽
明而未入裡
祗爲白虎證
而非承氣證

可見白虎能翻青龍之局者以青龍之局自經解
散僅餘零星破碎之假寒故白虎得成其爲白虎
耳燥渴雖同而寒之微甚遂有毫釐千里之別則
欲主白虎者不妨仍於大青龍之全局重繙榜樣
也如傷寒脉浮發熱無汗其表不解是大青龍之
外證全具也加以白虎中之燥渴是大青龍之裏
證全具也此證而主白虎所謂以呂易劉豈唯白

傷寒論之條辨　蕲太陽　士　式好學

以其燥熱在
膈耳膈者太
陽之裡而賜
明之表也

傷寒諸後條辨　卷六

虎無戌而愚孤箕服紫龍之禍鍾於此妒矣必須

渴欲飲冰徒有大青龍之裏證其表已解無復大

青龍之外證然後可翻開局面而以白虎加人參

湯主之學者欲得白虎之所宜須明白虎之所禁

然後石膏一物可以畢而畢之令其助雨而爲龍

可以尊而尊之令其呼風而爲虎不至誤也

傷寒表不解心下有水氣乾嘔發熱而欬或渴或利

或噎或小便不利少腹滿或喘者小青龍湯主之

白虎能翻青龍之局矣又豈無可以翻白虎之局

十三

灌孔為水竇
人身泌別之
水固從此出
而水之氣從
并宜潰實在
南膝膀膝閉
遏恆令心下
有水氣但見

者乎○願白虎之翻大青龍原從大

出今欲翻白虎之局者亦只從大青龍裏半邊翻

入翻之可無誤也○如傷寒表不解只應見表證

而巳○而無奈心下兼積有水氣水氣不止僅見表證而巳兼

飲○亦其一也水寒相搏則不止於飲而

見裏證水氣壅而上逆則乾嘔發熱而欬水氣內

漬而傳走不定則有或渴或利或噎或小便不利大

少腹滿而或喘之證種種諸邪似乎陰陽夾雜大

青龍湯中不妨容婢不知推原於水氣則陰邪固

方氏傷寒論條辨　　辯太陽　　九　　武林堂

喘欬便知肺
氣逼住皮毛
不在表之風
寒解不解，

三百
十三

卷六

陰也而其似陽者亦陰也寒與水兩陰相摶表裏

分解之不服豈容一婢從中伺釁闖非唯以小青

龍湯外散風寒內滌水飲為主於大青龍湯中華

去石膏不容比昵而所摻內外奔走者若細辛五

味乾薑一皆陽神供服役先斷去白虎中之禍胎

其局不翻而自翻矣

傷寒心下有水氣欬而微喘發熱不渴服湯已渴者

此寒去欲解也小青龍湯主之

小青龍湯所主持用事者一皆辛熱半溫之品以

凡久嗽郎無
水氣亦只宜
溫師中加風
寒藥散之，肺
為水母故也。

此治中外俱寒之證誰不曰宜顧中寒者類多外

熱證下寒者類多上熱證主之與客真之與贋其

間稍有糢糊恐女婢承蠱惑易生不無退而復其

進郎本婢不致專寵而援類而升者不曰知母黃

栢郎日花粉玄參羣陰用事不到亡陽而傾國不

止意可畏也緣石膏所迎人意者無如欵喘熱渴

諸證而痛證中在渴之一證尤易信任不知此諸

證皆而小青龍中所萬不能却之證也如傷寒家不

必如前條之表證悉具但心中既有水氣其人必

傷寒論後條辨　崇太陽　二十　式好堂

除中發熱二
字便該及表
不解表病而
但不和津液
滯手心下是
為水氣

傷寒論後條辨　卷六

欬必微喘必發熱猶曰此大青龍湯所兼見之證

尚可無慮一或服湯藥治傷寒而遺其水氣則前

此不渴而今反渴白虎之證忽爾攔入青龍局中

不其剛克之力誰能當機斷割須明白寒去欲解

熱各殊亦且燥濕迥異益前此之不渴者寒持其

之故而後知水氣之渴與白虎湯中之渴不特寒

水也寒去欲解則未解者獨水氣也水來心下心

火必浮金匱要畧所云先渴後嘔者水停心下此

其類也小青龍湯主之不治渴而專治水水去而

十四

渴自解矣。只一渴證，而青龍白虎兩局幾幾乎以客混主，以贋亂真，況其間嘔欲發熱，復有大青龍證澔雜，而與人以難辯哉。然則欲翻局者，須將全局和盤打審。經曰有者求之，如此方不落入嶷似證阱中耳。

傷寒脉浮緩，身不疼但重，乍有輕時，無少陰證者，小青龍湯發之。

所云有者求之者何也。如大青龍證、白虎證，脉皆浮然，而一繫一洪大而滑，而此則脉緩

傷寒論後條辨　岕太陽　三十　式好堂

傷寒論後條辨　卷六

大青龍證身疼痛而此則不疼白虎湯證身不重

而此則重此水氣之脉與證皆彼二證之所無也

無者求之而乃得其所以異矣又須求其所同何

謂同心下有水氣之證太陽所有者亦少陰所同

有脉緩雖同而彼沉此浮不同身重雖同而彼并

四肢沉重疼痛此但重乍有輕時不同此所謂有

者求之也求之知為傷寒表不解心下有水氣矣

而在水氣中又無少陰證然後小青龍之所主者

乃為確當不易耳緣少陰心下有水氣法在溫經

水腫諸方，不
為汗下故誤
而設者，如麻
黃桂枝五苓
抵當以及此
篇之大青龍
白虎等無不
驚之以脉小
青龍一方，固
是關門立戶
豈有出證而
不出脉理哉
以此辨其為
誤。

鎮水故用真武湯此之心下有水氣法在散邪游

飲故用小青龍曰發之者言小青龍所以不同於

真武者以其中多發之之一法耳以此悟仲景審

證定法立方主治俱從三四路與前後際遒映側

照中責取出來所以小青龍自不至以疑似者誤

入白虎白虎證自不至以疑似者誤入大青龍絲

絲入扣使六經可以分可以合神機妙算布置無

遺蓋醫門中之韜畧書也神於法矣。小青龍湯

坊本俱作大青龍余幼讀古本實是小青龍觀條

傷寒論後條辨　辯太陽　卅二　式好堂

中脉證總非大青龍病宜世人有傷風見寒之說○

近并得友人張路玉一訂其詫喜其先得我心不

只孫吳之暗合也○

二百
十五

傷寒汗出而渴者五苓散主之不渴者茯苓甘草湯

主之○中實那出未相以至汗骝目不程以敵即得在

夫水氣作渴與熱蒸作渴不同其治者以寒溫各

別也不知太陽水氣作渴更有表分裏分之不同○

如傷寒汗出而渴一證雖不慮其混入青龍正恐

其混入白虎若屬津液不下行以致陽邪上壅者

觀△陰條厥
而心下悸者
用茯苓甘草
湯治水則知
此條之渴與
不渴有陽水
陰水之別
水而渴陽屬
水而不渴而
汗有水不渴
而汗屬陰液
失統茯苓甘
草湯用桂薑
行陽以統陰
陽以統陰也
陰郎水也

則五苓散證水則從表裏以別青龍以其為膀胱

本經之水非客水也熱則從上下以別白虎以其

為膀胱畜熱挾水氣上升非肺胃鬱蒸之熱也主

治不可或誤至若汗出不渴者則陽虛便防陰盛

此汗近於魄汗其中伏有厥逆筋惕肉瞤之證故

用茯苓甘草之芐以益津液而補心以桂枝生薑

之辛助陽氣而行衛雖水氣則同而邪漸向陰則

熱從寒化前法俱在範圍之外矣二證俱有小便

不利證而熱畜膀胱與寒畜膀胱虛實不同則又

辨太陽

式好堂

二百
十六

傷寒諸後條辨〔　〕卷六

從渴與不渴處辨之蓋法中旁及其法也。

傷寒。脈浮。醫以火迫劫之亡陽必驚狂起臥不安者。

桂枝去芍藥加蜀漆龍骨牡蠣救逆湯主之。

由首條至此合而論之大青龍湯之主治爲表寒

裏熱者設也白虎湯之主治爲表裏俱熱者設也

小青龍湯之主治爲表裏俱寒者設也熱苟犯本

則佐以五苓寒苟犯本則佐以茯苓甘草是緣熱

爲真熱寒爲真寒故白虎與青龍雖各行其所偏

而總以輔大青龍之所不逮乃其間有煩躁一證

去芍藥是照
額及僂擊處
陽壁亡而營
分之寒終求
解芍藥輝其
斂當故去之

最易爲大青龍之賊以其似是而非也緣未經汗

吐下溫針之煩躁大都爲實爲眞已經發汗吐下

燒針之煩躁大都爲虛爲假如傷寒而見風脉表

虛可知乃以火劫之汗乃大出而亡其陽夫汗者

心之液亡陽則心神浮越而方寸無主故不待煩

躁而驟得驚狂起臥不安之證急候乘虛實爲假

象救之之法唯以安鎮心神斂浮戢越爲主桂枝

去芍藥加蜀漆龍骨牡蠣救逆湯主之雖有火邪

亦不暇顧芍藥稍涉微寒且去之何大青龍之足

傷寒介後條辨

辨太陽

西

武好堂

火逆下之陰虛而陽邪遂陷上故見煩躁。

二百
十七

試也。

火逆下之。因燒針煩躁者桂枝甘草龍骨牡蠣湯主之、

之、

火逆下之。裏氣虛矣不治其虛更加燒針。自至七陽而見煩躁證如前條之驚狂起臥不安者熱勢之緩急有殊故前方之加減稍異總不容煩躁以假亂真也

二百
十七

太陽病中風以火劫發汗。邪風被火熱血氣流溢失其常度兩陽相熏灼其身發黃陽盛則欲衄陰虛則

卷六

小便難。陰陽俱虛竭身體則枯燥。但頭汗出躋頸而

還腹滿微喘口乾咽爛或不大便久則讝語甚者至

噦。手足躁擾捻衣摸床小便利者其人可治。

前二條之誤在追虛追虛者原無熱證故也追

虛且能致煩躁何況陽邪原帶風溫證而誤加火

劫則逐實之禍爲煩爲躁更有不易救者有如太

陽病中風此營弱衛強邪風證也以火劫發汗邪

風無從出反得火勢熏蒸沸騰其營衛氣血流溢

不復循其經常矣何以見之風陽也火亦陽也兩

傷寒論後條辨

卷六

陽相熏灼而身發黃熱勢之瀰漫可知矣不特此
也風熱摶於經為陽盛陽熱逼血上壅則欲衄風
熱摶於內為陰虛陰被火則小便欲利而不得
利火邪兩無出路陰固竭矣而邪陽盛者正陽亦
虛由是而風熱炎上摶陽而阻於陰則頭汗出臍頸而還
而風熱耗其血氣身體失營則枯燥由是
而風熱內鬱則腹滿微喘由是而風熱上壅
則口乾咽爛由是而風熱耗其津液或不大便久
則胃中燥熱必發讝語其甚者至於噦至於四肢者諸

乃虛之戕賊、氣上乘也。

陽之本陽盛則四肢實實則手足躁擾且至撚衣

摸床以上諸證莫非邪火逆亂亂真陰立亡之象推

求其原一皆血氣流溢失其常度至於如此邪風

被火熱之害可勝言哉此際欲治風而火勢沸騰

欲治火而風勢壅過何從治之唯利小便一法如

猪苓湯類可以導濕滋乾清熱潤燥使小便得利

則兩火得泄而太陽之邪風亦從膀胱爲去路尚

可治也倘利之而不利火無從出危矣

太陽病二日反躁反熨其背而大汗出火熱入胃胃

傷寒論後條辨

卷六

中水竭躁煩必發讝語十餘日振慄自下利者此爲

欲解也故其汗從腰以下不得汗欲小便不得反嘔

欲失溲足下惡風大便鞕小便當數而反不數及多

大便巳頭卓然而痛其人足心必熱穀氣下流故也

又如太陽病二日邪方在表不當發躁而反躁者

熱氣行於裏爲病溫之類也反熨其背以取汗助

陽奪陰液外亡遂大汗出邪未外解而火熱巳

入胃矣汗既外越火復內攻胃汁奪盡是爲胃中

水竭水竭則必躁煩躁煩則必讝語皆火熱入胃

火無水制之故也十餘日則正氣漸復忽焉振慄

者邪正爭也自下利者正勝而邪不能容火勢從

大腸下奪也火邪勢微津液得復此爲欲解之象

然而不盡解者則有故焉從前所熨之汗從背得

之而腰以下不得汗令邪雖下走徒以隣國爲壑

躁煩讝語之證雖解而腰以下之證轉增故小便

不得者陽邪閉拒陰竅津液不得下通也反嘔者

濁氣從下攻上也欲失溲者熱氣下流邪欲從前

陰出而不得出也足下惡風者腰以下不得汗風

邪鬱於下部也大便鞕小便當數而反不數者以
前之下利爲火勢急奔火勢衰微而風閉於下焦
津液不得下通非偏滲於小腸者比也以上諸證
莫非陽强發厥盡虛其下之象推求其原一皆火
熱入胃胃中水竭至於如此反熨其背大汗出之
喆可勝言哉此時欲治風而風已上解欲治火而
火無出路何從治之唯遍通大便一法可以搜風導
滯徹邪去過潤之導之一不已而再再不已而三
及多大便已然後下陷之陽邪復上升而散頭卓

穀氣下流照
着腰已下不
得汗言前此
上下氣成唖
經大便一通
上下氣從下降
而下氣從上
升兵故頭卓
然痛而足心

熱、經所屬天氣下終氣流於地地氣上升氣騰于天也、

前條小便難頭汗出是眼目此條火熱入胃大便鞕是眼目

二百二十

然而徧久鬱之陽氣得下徹而通其人足心必熱、

以邪氣隨殺氣而出無復蟄過故曰殺氣下流也、

合上條觀之上條病源在血氣流溢失其常度邪

尚在經故以利小便治之此條病源在火熱入胃

胃中水竭邪已入府故以逼大便去之從來未經

之時而能使小便自利大便自多也哉

指出必欲待小便自利大便自多豈有邪火熾盛

傷寒脈浮自汗出小便數心煩微惡寒脚攣急反與

桂枝湯欲攻其表此誤也得之便厥咽中乾煩躁吐

傷寒論後條辨　　　端太陽　天　式好堂

逆者作甘草乾薑湯與之以復其陽若厥愈足溫者

更作芍藥甘草湯與之其脚即伸若胃氣不和讝語

者少與調胃承氣湯若重發汗復加燒針者四逆湯

主之

火逆能致煩躁推之吐汗下可類及矣傷寒脈浮

自汗出小便數陽虛可知縱有心煩之假熱而有

微惡寒脚攣急之真寒以證之卽此時而溫經散

寒當不嫌其暴也反與桂枝湯欲攻其表非誤而

何裏陽根表陽而出陰霾驟現矣得之便厥者眞

脈浮自汗出
難假桂枝證
而頭項不痛
知陽神自熱
於上部惡寒
脚寒急知除
知更蒙於下
焦陽虛陰盛
而裏氣上逆
故有心煩證

一神陰攻及表
陽差乾止在
煩字上觀結
旬日若重緊
汗復加燒針
者四逆湯主
之可見陰證
不必真中
也治之一候
寒即中于治
法中矣○重
發汗謂用及
麻黃湯類也
證雖同而致
逆之藥不同
則救逆之法
亦不同故三
治紐更有四

寒也咽中乾煩躁者陽浮而津竭假熱也此逆者

陰盛而上拒也虛寒內凝總無攻表之理桂枝之

誤如此其堪大青龍之再誤乎作芍草乾薑湯散

寒溫裏以回其陽陽回則厥自愈足自溫其有脚

未伸者陰氣未行下也更作芍藥甘草湯從陽引

至陰而脚伸其讝語者緣胃中不和而液燥非胃

中實熱者比僅以調胃承氣湯少少與和之若前

此重有發汗燒針等誤者則亡陽之勢已成而陰

邪將犯上無等直以四逆湯溫之而已

崇太陽

三元　式好堂

逆湯 二方

之治 二一

問曰證象陽旦按法治之而增劇厥逆咽中乾兩脛

拘急而讝語師言夜半手足當溫兩脛當伸後如師

言何以知此答曰寸口脉浮而大浮則為風大則為

虛風則生微熱虛則兩脛攣病證象桂枝因加附子

參其間增桂令汗出附子溫經亡陽故也厥逆咽中

乾煩躁陽明內結讝語煩亂更飲甘草乾薑湯夜半

陽氣還兩足當溫脛尚微拘急重與芍藥甘草湯爾

乃脛伸以承氣湯微溏則止其讝語故知其病可愈

此條即上條註脚借問答以申明其義也證象陽

此盡之陽明
內縱得之自
汗出小便數
上盖津液外
越而下部之
隂分更無陽

一且句應前條傷寒脉浮○自汗出○小便數○心煩○微惡
○寒脚攣急一段○按法治之句○應前條○反與桂枝湯○
○欲攻其表一段○而增劇至拘急而讝語句○應前條○
此誤也○得之便厥○咽中乾○煩躁吐逆者一段○師言
○夜半手足當溫○兩脛當伸後○如師言何以知此句○
○應前條○已用甘草湯并調胃承氣湯一段○答曰寸
口脉浮而大○浮則為風○大則為虛○風則生微熱○虛
則兩脛攣○證象桂枝○因加附子參其間○增桂令汗
出○附子溫經亡陽故也○數句發明○以補出前證病

傷寒論後條辨

辨太陽

三十

弍好堂

以化氣也故
陽尼而結未
破不妨少從
鳥雲倒一去
其萃
一證中亡陽
鳴結豆其故
以厥逆咽中
乾十五字並
眉次因出其
牛。
坊藥甘蕊湯。
非爲復其陰
而設乃繼乾
姜甘草湯而
引陽氣入于
陰也。

傷寒論後條辨

卷六

源○及用桂枝之誤見證象桂枝而實非桂枝證將

成亡陽雖附子可加於本湯奈何於本湯加黃芩

乎厥逆咽中乾煩躁陽明內結讝語煩亂申叙前

證以菁亡陽之實更飲甘草湯夜半陽氣囘兩足

當溫重應前條甘草乾薑湯一段脛尚微拘急重

與芍藥甘草湯爾乃脛伸重應前條芍藥甘草湯

一段以承氣湯微溏則止其讝語重應前條調胃

承氣湯一段故知其病可愈亦非泛結見其愈也

由於救之得法萬一爲煩躁讝語等證所惑而大

青龍之見不無交互於胸中欲其病之愈也得乎

二百二三

太陽病初服桂枝湯反煩不解者先刺風池風府却
與桂枝湯則愈

又二百二

風家表解而不了了者十二日愈

誤用桂枝遂生煩躁以非桂枝證耳果屬桂枝證

桂枝何嘗不可救煩躁也如得太陽病自宜桂枝

湯治矣乃初服桂枝湯反煩不解者此煩非屬寒

閉其熱以其人原有宿風所謂風家是也今新風

入而與之合徒用桂枝湯不唯不能拔出新風而

經曰風從外
入令人振寒
汗出頭痛
重蕭治在
風麻調其陰
陽不足則補
有餘則瀉刺
風池風府從

卷六

溝也却與桂
枝湯從衛也

須輔之以法

可見服藥无

所伏宿風反因辛熱之藥而擾動故煩耳顧新風

止中於肌而宿風必畜其穴先刺風池風府拔出

宿風使新風無所合却與桂枝湯解其肌則愈矣

但風家表解不能如平人解後輙了了也以宿風

巢穴雖搗餘邪不無散漫必待經傳再遇谿谷充

盈營衛周密乃得散盡耳緣不了了之故屬舊風

而非新風故不更用桂枝湯也

發汗後惡寒者虛故也不惡寒反惡熱者實也當和

胃氣與諸胃承氣湯

實者裏解裏
未和也故曰
和胃氣同一
汗後而虛實
不同者則視
其人之胃氣
素寒素熱而
氣隨之轉也
可見治病須
顧及其人之
本氣為主

況汗後煩熱有虛實之分而虛實又有表裏之分

故不特汗後成虛其躁熱證不同於青龍白虎之分

汗後成實其躁熱證亦不同於青龍白虎也如發

汗後惡寒人皆知為虛之故主以前篇芍藥甘草

附子湯不必言矣至若汗後不惡寒反惡熱其人

大便必實由發汗後亡津液所致病不在營衛而

在胃矣法當和胃氣與調胃承氣湯從陽明治倒

毋論不惡寒之證較之青龍有表裏之分即反惡

熱之證較之白虎又有經府之別此不可不辯也

辯太陽

卅一

式好堂

二百
二四

太陽病吐之。但太陽病當惡寒。今反不惡寒不欲近

衣此為吐之內煩也。

不惡寒反惡熱以其熱入裏故於青龍白虎外專

主調胃承氣然入裏之熱又有中上焦之分不可

不辨如太陽病吐之以當惡寒之太陽而不惡寒

或曰表已解也何至煩而不欲近衣是其人反惡

熱矣不惡寒反惡熱與上條胃實證煩相似然而

彼得之汗後中焦之津液亡熱在胃府也此則得

之吐後上焦之津液傷煩在膈內也煩在膈內白

二百
二五

虎虒幾近之然而猶須相及津液調之復之調胃

承氣益非所宜而大青龍益非所宜矣。

發汗。若下之。而煩熱胸中窒者。梔子豉湯主之。發汗。

吐下後虛煩不得眠若劇者必反覆顛倒心中懊憹

者。梔子豉湯主之。若少氣者。梔子甘草豉湯主之。若

嘔者。梔子生薑豉湯主之。

此而推及胸膈之病毛有煩躁等證於諸法外

另議治矣發汗若吐下或胸中窒或虛煩不得

眠或反覆顛倒心中懊憹皆屬三隻無形之火壅

煩熱二字豆
言煩在內熱
在外也
或慮汗吐下
後津液已亡
何堪更用吐

辨太陽

三

式好堂

前須知此湯
以宜聲爲主
不在出物火
聲于喉乗其
虚而客之凡
胸中老皆火
爲之而無復
津液爲之枯
液不得布逹
有窒痛等諸
宜去其火氣
清液自回也

卷六

過在上心虛被火無液以安是以擾亂不寧也並
非汗不出之煩躁大青龍無所用諸法亦無所用
也梔子豉湯主之梔子氣味輕越合以香豉能化
濁爲清但使湧去客邪氣升則液化而鬱悶得舒
矣若少氣者熱傷氣也加甘艸以補之若嘔者熱搏
而氣逆也加辛以散之或補或散皆是安回津液
之助

二百
二六
發汗若下之病仍不解煩躁者茯苓四逆湯主之
可見温針汗吐下後之煩躁與未温針汗吐下後

人身只此陰
陽二氣陽氣皆
止變陰氣皆
化而爲津與
血陽若不足
陰氣皆化而
爲火津血枯
故也和則成
火故五藏愈
虛者邪火愈
懷若退和火
須是復得津
血復得津血
須是扶陽退
陰

之煩躁主治迥然不同況有發汗下後病仍不解

而煩躁者此時既有未解之外寒復有內熱之煩

躁大青龍之證備具矣不爲所誤者幾何不知得

之汗下後則陽虛爲陰所凌故亡而作煩躁必

須溫補兼施茯苓四逆湯主之爲得法蓋虛不回

則陽不復故加人參於四逆湯中而只以茯苓一

味泄熱除煩此證溫而不補且恐無濟於事尚敢

從未解之外證起見哉

二百
二七

傷寒胸中有熱胃中有邪氣腹中痛欲嘔吐者黃連

辨大陽　三四　式好堂

此等證皆本
氣所生之寒
熱無閒于表
故著二有字。

胸中熱頂中
有寒邪氣亦
畧得有表裏
諸胸中爲陽
之裏分腹中
爲陰之表分。

傷寒諸後條辨　　卷六

湯主之。

從前諸條抑皆寒熱互有之證只因寒熱交錯一
經誤治而陰盛陽虛眞寒變出假熱幾令措手難
於措手然而眞中有假卽防假中有眞如病屬傷
寒表間不必有熱也而熱反在胸中熱在胸中不
問而知有煩躁懊憹之證可知胃中反有邪氣以
寒邪被格在下故也此證寒熱俱有而熱非假熱
寒非假寒似於大青龍湯證無異然而較之大青
龍湯之寒熱已向近裏一層故其證不復見之表

兩邪各見故
本方之用寒
從太陽以
治之也本方
之用溫從太
陰以治之也
變桂枝人參
湯之橫法爲
堅法

人身陰中須
要有陽陽中
須要有陰陰
中有陽則陰
治陽陽中有陰
則陽治若三
陰獨治于下
則三陽二百
亦莲而二八

裏際而只見之上下際腹中痛者陰不得上而寒

乃獨治於下也欲嘔吐者陽不得下而熱乃獨治

於上也較之大青龍之寒熱彼爲表裏相持此爲

上下相格則治法雖亦寒熱並施而辛寒易以苦

寒辛熱加以苦熱不同矣況用人參半夏以補宣

中氣升降陰陽比大青龍湯中之杏仁純降無補

者迥別益彼則表裏俱實此則虛實相兼自此條

而互及諸瀉心湯皆其法也

傷寒腹滿譫語寸口脈浮而緊此肝乘脾也名曰縱

辨大陽 三五 式好堂

獨沉下上兩
氣各亂其責
在胃氣不爲
之交也

刺期門。

傷寒論後條辨

卷六

同一寒熱互見之病而寒熱交錯中。不特有表裏
之分而表裏又有淺深之分表裏淺深之間又有
高下之分則自此而廣之安見三陰之與三陽不
亦有寒熱之交錯者乎。如傷寒者太陽病也而腹
滿讝語則太陰陽明病也寸口脈浮而緊則仍是
太陽傷寒之脉也浮緊只見於寸口又非純是太
陽傷寒之脉也陰陽互淆如此寒熱自爾交錯其
病從何斷之證在中焦只從中焦斷之此肝乘脾

讝語多屬胃
實此曰肝乘
脾則脾虛矣
虛宜從浮緊
脈得之

二百
二九

也脾虛故作腹滿脾虛則邪愈旺故作讝語名曰

縱者以邪從所不勝來也夫以厥陰之邪移之太

陰而却見於太陽病中從前寒熱之法俱無可施

宜從中治可也刺期門以瀉肝木之實木瀉而脾

不虛交錯之邪自解責虛取實寒熱俱可不治此

又一法也○

傷寒發熱嗇嗇惡寒大渴欲飲水其腹必滿自汗出

小便利其病欲解此肝乘肺也名曰橫刺期門○

不特此也寒熱之邪三陰既可與三陽交錯又安

辨太陽　三六　式好堂

飲水不消，故
脹滿不消者，
均有齋、惡
寒證也。

見足經不可與手經交錯乎如傷寒者太陽病也

而發熱齊齊惡寒雖是太陽表證然而肺主皮毛

邪在手太陰亦有此也肺受熱邪故大渴欲飲水

化病必累及中焦之脾其腹乃滿病源不在脾故

膀胱有寒而無熱則水入而氣不化膀胱之氣不

待自汗出小便利水氣上下分消而交錯之邪隨

水出其病欲解矣名曰橫者以邪從所不勝來也

肝邪乘肺故皮毛受鬱而生寒熱木盛則火旺而

金被火乘故大渴欲飲水夫以足厥陰之邪移之

于太陰而受累者足太陰脾也却亦見於太陽病
中從前寒熱之法益無可用只從中治刺期門以
瀉肝木之實則脾不虛脾不虛則肺得所資而錯
雜之邪自解棄標取本寒熱俱可不治此又一法
也節此二法推之病氣方當滑亂而證涉危疑只
以實脾為主否則瀉肝瀉肝以去其賊實脾乃有
力也如此二證賊土傷金皆由木盛卒不用小柴
胡例治之以黃芩妨脾不免開門揖盜不若刺法
之去而脾無傷也

傷寒論條例　卷六

二百
三十

傷寒八九日風濕相搏身體煩疼不能自轉側不嘔

不渴脉浮虚而濇者與桂枝附子湯主之若其人大

便鞕小便自利者去桂枝加白术湯主之

寒與熱莫非太陽中必有之證而煩難錯綜如此

所以然者以兩邪相併故也則凡屬兩邪相併爲

病者俱不可不另立治法矣請以風濕論傷寒至

八九日邪當漸解不解者邪必入裏既不解又不

人裏必有所夾之邪乘之也風爲陽邪濕爲陰邪

兩邪合聚結而不散濕持其風則風不能純行其

所謂不可反
側者經曰陰
氣藏於物也
藏則不動故
不可反側也

大便鞕小便
利者風濕外
束而津液不
復內行也去
桂卹白朮引
津液還入胃

表令而自無頭痛發熱之表證風持其濕則濕不

能純行其裏令而自無渴熱逆嘔之裏證兩邪鬱

滯只是浸淫周身流入關節而為煩疼重著之證

而已及診其脈風固見浮而有濕滯不能盡浮濕

固見虛而有風鼓不能盡虛兩邪結滯當舒窘者

不能舒窘當流利者不能流利浮虛而澀所由來

也治用桂枝湯散風濕之在經而加附子疾馳經

絡分竭而迅掃之也若大便鞕小便自利者濕雖

盛而津液自虛前方去桂枝加白朮湯主之前方

傷寒論後條辨

辨太陽

三八

式好堂

中則風無所
搏而求者解
矣白朮為脾
家主藥燥濕
以之滋液亦
以之

也。

和衛以溫經，使風散而濕自無所持，後方益土以
燥濕，使濕去而風無所戀，各有標本，故主治不同
也。

　　　二百
　　　三十一

風濕相搏，骨節煩疼掣痛，不得屈伸近之則痛劇，汗
出短氣，小便不利惡風不欲去衣，或身微腫者甘草
附子湯主之。

前條之主治視風濕所勝者以分標本若風濕相
搏屬在兩停者又不可不定所增減也，即如前證
而見骨節煩疼掣痛不得屈伸近之則痛劇者此

風濕之邪注經絡流關節兩邪亂經使然也汗出

短氣惡風不欲去衣者風傷衛也小便不利身微

腫者濕著內也兩邪各無所勝亦各無所負袪風

勝濕平治可也其草附子湯主之卽前去桂枝加

白术湯白术仍加桂枝不去單去芍藥之酸收使

邪無閉歛而中外分消矣然而三方俱加附子者

以風傷衛而表陽巳虛加寒濕而裏陰更勝尼所

見證皆陽氣不充故經絡關節得着濕而衛陽愈

虛耳。

巳上二條雖

云風濕相搏。

其實各夾有

一寒字在內。

卽三氣合而

爲痺之證也。

邪醫于筋骨

之閒寒多則

痛等骨痛。

二百
三三

傷寒發汗已身目爲黃所以然者以寒濕在裏不解

故也以爲不可下也於寒濕中求之。

前條風濕相搏離與風溫寒溫不同然亦陽邪與

陰邪合併爲病也陽邪既可與陰邪合併爲病則

陰邪獨不可與陰邪合併爲病乎陰邪與陰邪合

併爲病寒濕此其類也如傷寒病係陰邪癸汗已

陰寒宜解矣即不解亦不當見身目發黃之病所

以然者以其人素有濕邪在裏表寒雖經發汗而

其爲陰濕所持者終在裏而無從解散也發汗後

寒濕寒字對
上條風濕風
字言有表行
理而邪豆結
之謂其在理
字向上條相
對字一樣看
故癸汗無益
下之益不可

五

二百
三三

之寒久常變熱雖有熱邪不可下也以爲寒濕鬱

蒸之熱非實熱也仍當於寒濕中責其武淺或深

而治之可也

傷寒瘀熱在裏身必發黃麻黃連翹赤小豆湯主之

所謂寒濕中求之者何也緣風屬陽邪陽主發揚

雖與濕合而無瘀無瘀則陽散而反變爲寒寒屬

陰邪陰主沈著既與濕合而遂瘀瘀則濕蒸而

反變爲熱凡傷寒瘀熱在裏者由濕蒸而來故身

必發黃此之瘀熱未深只從表一邊開其鬱滯而

傷寒論後條辨　辨太陽　平　式好堂

散熱除濕，佐以獲効，麻黃連翹赤小豆湯是其主

也。

三百
三四

傷寒七八日，身黃如橘子色，小便不利，腹微滿者，茵

陳蒿湯主之。

所謂實濕中求之者又何也，前證以瘀熱尚在表

半邊而未深，故所治如此，若傷寒七八日瘀極矣

○極則寒與濕俱從熱化，身黃如橘子色，視濕病之

熏黃明與暗有異矣，小便不利，腹微滿視寒病之

大便自利體煩痛者通與閉有異矣，此之瘀熱巳

成註六小便

不利腹微滿

者熱氣甚于

處而津液不

得下行也。

傷寒論後條辨

卷六

二證同屬濕
熱而濕熱中
自有淺深。

三百
三五

深。只從裏一邊開結導熱而利便驅濕。並以建功

茵陳蒿湯主之可也

傷寒身黃發熱者梔子柏皮湯主之

所謂寒濕中求之者更何也傷寒而見身黃雖巳

濕蒸於裏而外證發熱依然寒居於表裏淺表深

之間前二法俱無所用只從中治清解調和預去

其瘀熱之漸使二邪不能相合而裏外分消寒與

濕俱可付之不治此又一法也故裁梔子柏皮湯

主之。風濕中有陽邪而證則無熱寒濕中純陰

傷寒論後條辨　辨太陽　式好堂

四七

邪而證則無寒寒極能生熱則知熱極自能生寒

如厥陰篇中始發熱六日厥反九日而利等證是

也世人見寒治寒見熱治熱須於此等處叅求而

心靈手敏當下應無荊棘矣

傷寒論後條辨卷之六終

傷寒論後條辯卷之七

新安程應旄郊倩甫條註　門人王人鳳翔于校

辯陽明脈證篇第一

傷寒能使陽明爲病則表邪歸裏寒從熱化最爲

佳兆何以言之風寒濕熱在表之邪流爲壞病變

徙無窮者總因熱從外轉散漫無歸之故一得約

束歸中前無去路任爾窮山蕩海之寇直從韰轂

下擒奪之無餘力何快如之若然者自非本熱標

寒陽神素盛者不能轄邪歸我也陽盛者其人少

六經受病而
胃家素有燥
氣者皆能令
轉屬陽明萬
物所歸故也
第覗本經證
能不罷有可
定胃之實與
不實故來路
不可不審之
又審

卷七

水多火雖他經受邪無關於胃而胃中燥熱之氣

自成鬱遏所以一經汗下津液被奪則在表之邪

盡成收斂隨燥熱而內結此之謂表虛裏實實則

邪無去路故可任攻但去路本之來路若求去路

得了殿須是來路討分明當於併合病間窮其入

裏有盡未盡之辯稍一帶表輒非可攻之陽明裏

未盡實故也裏實雖已屬胃顧胃中燥熱之邪有

因內實而結者有不盡因內實而結者此則不復

從來路討分明而併欲從去路討分明矣仲景所

以約法三章以大小調胃三承氣湯應可三陽明
之去路緣陽實之家其陰必虛不欲以溜液致燥
之陽明奪血致燥之陽明混同於胃家實之陽明
模稜處治也蓋胃爲一身之主百病之來俱要陽
明有擔當所稱五藏六府之海者不但無病之時
宜實重卽有病之時宜頑惜人之於身能知陽明
爲六經之根柢而胃家實爲陽明之根柢則卒病
任乘斷無壞病之貽厥身矣

陽明之爲病胃家實也。

辨陽明

二

式好堂

太陽之爲病
多從邪入風
寒等是病根
陽明之爲病
多從內受胃
家寔是病根
而燥之一字
則又胃家寔
之病根也故
下條緊出三
陽明來

陽明之爲病指府病而言可攻之陽明也胃家猶

云濕家汗家之類兼素稟而言胃家實推原陽明

受病之故較陽明之爲病似先一層凡病在六經

俱從陽明胃受氣其誤汗不至於亡陽動經誤下

不至於結胸下利誤利小便不至於畜血便淋而

因標轉本祇成其陽明之爲病者由其人胃家實

也胃家實則邪未至能却邪既至能容唯其能容

是以可去仲景欲人鄭重於攻之一字故首條不

揭病證祇揭病源不教人將陽明之爲病看左了

傷寒三日陽明脈大。

并將陽明之爲病看忽了。

大爲陽盛之診傷寒三日見此邪巳去表入裏而

脈從陽熱化氣知正陽當令無復陽去入陰之懼

矣縱他部有參差只以陽明胃脈爲準不言陰陽

者該及浮沉其有實字之意不實則爲芤爲虛表

熱裏寒大是假規模便早爲宅中討尤下交云脈

弱脈遲脈滑而疾脈沉脈浮而芤而濇等類皆貫

此大字在內只從有力無力上討分曉

三百
三八

傷寒論後條辨　卷七

問曰病有太陽陽明．有正陽陽明．有少陽陽明．何謂
也．答曰太陽陽明者脾約是也．正陽陽明者胃家實
是也．少陽陽明者發汗利小便巳胃中燥煩熱大便
難是也．

陽明為病本於胃家實則胃實一家可驗於未病
先者故借問答從三陽中指出之脾約者小便數
而大便難腸胃素乘燥氣也胃家實者納多出少
腸胃素稱陽盛也發汗利小便巳胃中燥煩熱大
便難者津液從前被奪腸胃素少血滋也三者皆

三家之成陽
明病亦猶肺
家素有痰火
氣者一遇風
寒雜病之來．
肺病輒作若
胃家不燥不
實雖有陽明
病只是能食
者名中風不

能食者各中
寒病所一則
胃中虚冷自
病一則蟄熱
在裡自病院
非得之轉屬
亦無關于胃
家寔之陽明
也。

發汗利小便
巳巳字謂管
經犯此也非
括目前詭。

成陽燥凡陽盛者陰必虚陰必虚者陽必湊所以病
在三陽若吐若下若發汗在他人則邪從外轉而
為壞病在我則邪從內轉而為府邪燥則召燥也。
三陽明唯正陽陽明津血自足祇為火熱搏結成
實太陽陽明便屬失津成燥少陽陽明便屬少血
成燥結證雖同而實處藏虚三承氣正從此處分
別至於津液暴亡亦見陽明胃實證此是假實三
承氣另當斟酌矣。

二百
三九
傷寒脉浮而緩手足自溫者是為繫在太陰。

傷寒論後條辨 辨陽明脉 四 式好堂

太陰行由轉屬陽明以其
人脉浮緩手
足自溫胃中
陽氣固旺加
以小便自利
則雖曰陰經
其燥氣亦在
胃中

陽明為病本於胃家實則凡胃家之實不特三陽
受邪能致其轉屬陽明即三陰受邪亦能致其轉
屬陽明聊舉太陰一經例之脉浮而緩是為表脉
然無頭痛發熱惡寒等外證而只手足溫是邪不
在表而在裏但入裏有陰陽之分須以小便別之
小便不利者濕蒸瘀熱而發黃以其人胃中原來

身當發黃若小便自利者不能發黃至七八日大便
鞕者為陽明病也傷寒轉繫陽明者其人濈然微汗
出也

凡三陰轉屬
陽明自是三
陰證罷故太
陰則讝狀微
汗出少陰則
口乾燥厥陰
不大便腹脹
則讝語也

無燥氣也小便自利者胃乾便鞕而成實以其人
胃中本來有燥氣也病雖成於七八日而其始證
却脈浮而緩自溫則寔是太陰病轉屬來也
既巳轉繫陽明其脈之浮緩者轉爲沉大不必言
矣而手足之溫不止溫巳也必濈然微汗出蓋陰
證無汗汗出者必陽氣充於內而後溢於外其大
便之實可知唯其從陰經轉來故汗雖出而仍微
耳是之謂太陰陽明則推之少陰三大承氣證厥
陰一小承氣證何非轉屬陽明之病哉此證自

傷寒論後條辨

辟陽明

五

武好堂

二百

四十

病因屬內病
證屬外觀外
所以徵內也。

太陰轉來而本之小便自利郎太陽之脾約證但
以得之暴者爲太陽而以得之緩者爲太陰。

卷七

間曰陽明病外證云何答曰身熱汗自出不惡寒反

惡熱也。

胃家實自是病因非病證陽明見證究竟未經揭
出故復設此條之問答以補之身熱者陽熱盛極
從胃而布於肌肉也汗自出者津液受熱從胃而
蒸出膚表也不惡寒反惡熱者胃中陽亢不得陰
氣以和之爲燥熱所苦也何中十二字須一連讀

反惡熱發字
是與太陽剖
判表裡處。

初得陽明表
氣被阻故亦
有不發熱而
惡寒證須史
即化熱矣邪
不關表故也

下陽明胃實潮熱讝語等證不必盡現要未有不

全此數證而得成其為陽明者因外以徵内固是

答陽明府證然經病亦可兼看

二百
四一
問曰病有得之一日不發熱而惡寒者何也答曰雖

得之一日惡寒將自罷即自汗出而惡熱也

陽明惡寒終是帶表至於府病不唯不惡寒且惡

熱表罷不罷須於此驗之故從反詰以辯出然曰

雖得之一日惡寒將自罷則已哉夫陽明之不必

轉得者

二百
四二

不惡寒六經
唯陽明陽氣
所居故也邪
苟歸此彼氣
皆成我氣無
有寒而不熱
轉屬不獨太
陽也無所復
傳者前此六
經各有去路
今則不燥實
者亦燥實矣
并大腸無滓
處矣惡寒未

卷七

問曰惡寒何故自罷答曰陽明居中土也萬物所歸

無所復傳始雖惡寒二日自止此爲陽明病也

六經雖分陰陽而宰之者胃五藏六府皆朝宗而

禀令焉一有燥熱無論三陽傳來之表寒從而歸

熱即三陰未傳之陰寒亦歸而變熱純陽無陰故

曰萬物所歸無所復傳任爾寒勢方張一見陽明

白當革面故曰始雖惡寒二日自止末句亦非泛

結正見陽明關係之重視住萬物所歸無所復傳

二句陽明以下法爲正必五藏六府之邪皆歸結

罷胃無由實。
壹籌得陽明。

二百
四三

於此別無去路方是下證之陽明等閒莫教錯了

問曰何緣得陽明病答曰太陽病若發汗若下若利

小便此亡津液胃中乾燥因轉屬陽明不更衣內實

大便難者此名陽明也

陽明之外證巳經辯明而胃家實所以成陽明之

故尚未詳及故問答復設及之太陽病若發汗若

下若利小便皆為去邪而設邪苟相當卽成解證

如其不解徒亡津液突亡津液而不為壞病者以

其人胃中乾燥能為燥邪淵藪故津液一亡太陽

亡津液四
字當一類胃
家乾燥復折
于大溝。

辯陽明 七 武妤堂

三百
四四

遂轉屬陽明也○特轉屬層次不止有表罷不罷之

辯而表罷入裏復有燥實燥不實之辯所以有不

更衣之陽明病○有內實之陽明病有大便難之陽

明病也層次有屬表屬裏所以下法有禁宜受氣

有裏實裏燥所以下法有大小○本太陽病起至

大名陽明也止自是一氣說下而透迤分別多少鋪

置讀者當於此悟出太陽陽明轉屬褶疊處

本太陽病初得時發其汗汗先出不徹因轉屬陽明

也

凡言轉屬處皆是指其乘便因勢之易易也其易易

胃家有燥氣毋論病在太陽發汗吐下過亡津液

能轉屬之卽汗之一法稍失其分數亦能轉屬之

徹者盡也透也汗出不透則邪未盡出而辛熱之

藥性反內留而助動燥邪因轉屬陽明辯脈篇所

云汗多則熱愈汗少則便難者是也

傷寒發熱無汗嘔不能食而反汗出濈濈然者是轉

屬陽明也

轉屬陽明之證於何徵之傷寒發熱無汗嘔不能

食太陽本證現在而反汗出濈濈然者卽大便已

辯陽明

八

武好堂

者胃家素卷

故

二百
四六

結燥於內雖表證未罷已是轉屬陽明也濈濈連
綿之意俗云汗一身不了又一身也

二陽併病太陽初得病時發其汗汗先出不徹因轉
屬陽明續自微汗出不惡寒若太陽病證不罷者不
可下下之為逆如此可小發汗設面色緣緣正赤者
陽氣怫鬱在表當解之熏之若發汗不徹不足言陽
氣怫鬱不得越當汗不汗其人躁煩不知痛處乍在
腹中乍在四肢按之不可得其人短氣但坐以汗出
不徹故也更發汗則愈何以知汗出不徹以脉濇故

屬陽明為入
裡矣而表罷
不罷層次尚
在轉字上中
分

知也

太陽既轉屬陽明宜可從陽明處治矣而未也正

恐轉遞之處表邪去尚未盡裏邪乘其未去而已

來兩邪相持而前後互見是曰併病縱使表少裏

多終是帶表之陽明也雖續得微汗出不惡寒證

倘其間尚帶一二分太陽表當下不可下矣下之

而表邪陷入隨有結胸協熱利等變此之謂逆仍

須小發汗併去未徹之表方可一意於陽明設面

色接連而赤勢來方盛此非發汗不徹者比陽氣

傷寒論後條辨　　辨陽明　　九　　式好堂

陽氣怫欝不
得越歷表陽
全滯在經發
汗不徹是表
陽已罕併裡
一證有微似
之嫌故許此
以勘彼，

傷寒論後條辨　卷七

經久不得發越致怫欝在表因現於面耳故不但

用解劑如大青龍輩而且兼熏法用麻黃等煎湯

從外蒸以助其汗所以然者陽氣重故也若發汗

不徹陽氣已經汗越何至怫欝乃爾自是當汗不

汗邪氣擁甚於經漫無出路故其人燥煩不知痛

處乍在腹中乍在四肢竟非實邪故按之不可

得此自是太陽本經表氣盛實之證併病中無此

也併病之壅滯惟於表病中增出短氣一證便可

坐以汗出不徹其於陽氣怫欝者不佯則解之彙

設脉濇知汗
出不徹前所
云病證不罷
者正指此可
見太陽全罷
者自是陽明
脉大也

二八
四七

條中二可宗
一愈字相對
陽明病三字
言陽明硬病不

之之法一無可試務更其大發汗之劑為小發汗

斯為合法耳脉濇祇是營衛不流逼而成滯表陽

巳不甚盛也設面色緣緣正赤巳下俱是借陽氣

怫鬱作客形出汗出不徹所以小發汗之故○太

陽不應有腹痛以邪無出路意欲内攻故作在仍

不知其處

陽明病脉遲汗出多微惡寒者表未解也可發汗宜

桂枝湯

陽明病脉浮無汗而喘者發汗則愈宜麻黃湯

岩陽明

十　式好堂

可發汗如此

之陽明亦可
蔡汗法焉
太陽耑此庭
發汗不特太
陽病愈陽明
病亦愈

胃中燥氣勝
故太陽合盛
時輒見陽明
病究竟祇屬
虛燥福虛表
實所筌不得
轉屬倒故仍
主桂枝麻黃

四九
二百

卷七

既知併病有未盡之表仍宜治表則凡屬帶表之

陽明輒當視表邪所在之淺深以定法不得以小

發其汗一語混同治之矣條中無一陽明證云陽

明病者胃已實而不更衣也陽明之脈必大令却

兼遲兼浮陽明之證不惡寒法多汗令尚微惡寒

無汗而喘是府中雖是陽明而經中全是太陽仍

從解肌發汗倒治以桂枝麻黃二湯經邪散而府

中之壅滯亦遏矣

太陽與陽明合病者必自下利葛根湯主之

合病之證凡太陽經之頭痛惡寒等，與陽明經之目痛鼻乾等，但見一證便是，不必悉其併見，病亦如是看，仍須兼脈法斷之。

之。

太陽與陽明合病不下利，但嘔者，葛根加半夏湯主

即此而推及於合病，有此有彼俱不難舉之以定

治法太陽與陽明合病者，太陽之惡寒、發熱等證，

與陽明之喘、渴、胸滿等證，同時均發，無有先後也。

兩陽交應驟盛於表則裏氣暴虛，升降不及，故不

利則嘔，治法只須解表表解而裏自和，葛根湯從

升利則主之嘔加半夏所以降也。

太陽與陽明合病喘而胸滿者不可下麻黃湯主之。

張兼善曰陽
受氣於胸中
喘而胸滿者
陽氣不宣發
壅而遏也

若前證不利不嘔乃喘而胸滿者則必表邪與經
氣互結而盛壅滯在上集胃陽虛而無復升降也
戒不可下者上壅而不嘔則下逆而不利可知總
緣經表之邪過實主麻黄湯泄肺而通氣道隨其
實而奪之表與經兩解則逆者降而胃亦和矣

二百
五三

太陽病項背強几几反汗出惡風者桂枝加葛根主
之

二百
五三

太陽病項背強几几無汗惡風者葛根湯主之

項背強几几五字連讀上半身成硬直之象太陽

頃背强兀兀
名太陽之脉
濟而連及陽
明之經也。
此條無嘔與
刊亦主葛根
者邪抵在二
陽之經下利
者既非裡虚
不利者亦非
裡實裡反屬
楮芠反屬本

二百
五四

病有此經邪壅盛不盡在表可知經曰胷者背之

府也府邪稍露端倪知勢巳連及陽明故雖汗出

惡風之中風即不得不於桂枝湯內加葛根而無

汗惡寒之傷寒即不得不易麻黃湯為葛根湯矣

葛根能宣陽益陰清解胃中邪熱太陽藥中用之

所以達陽明而伐之於早也

太陽病寸緩關浮尺弱其人發熱汗出復惡寒不嘔

但心下痞者此以醫下之也如其不下者病人不惡

寒而渴者此轉屬陽明也小便數者大便必鞕不更

辯陽明

傷寒論後條辨　卷七

渴者宜五苓散。

衣十日無所苦也渴欲飲水少少與之但以法救之。

太陽陽明表有未罷宜從證辯之矣尤須辯其脉。

如病在太陽得寸緩關浮尺弱之脉不爲不如經

也發熱汗出復惡寒不嘔表證現在不甚有關於

裏也此而心下痞得之誤下太陽中自有成法可

無議也至如痞證不因誤下而成考之外證復不

惡寒而渴其爲轉屬陽明無疑矣陽明而見寸緩

關浮尺弱則爲不及之診不及則小便數小便數

曰屬陽明已
歸胃矣不成
下證者未經
汗此下表不
奪其津液裏
燥終不結定
陽明日不能
成其爲陽明
矣

〔〕不更衣見

有作證表脈

便能消潤水

穀不致成窒

故曰數雖多

總無讝語潮

熱等胃寔證

可作徵驗也

二百五五

則大便必鞕因津液偏滲所致非有實邪在胃

雖不更衣十日總無熱攻腸胃或滿或堅之苦唯

是津液不能上朝渴欲飲水但於與水間救之以

法耳法者何不可不與不可多與也與後復渴者

水多則停也則五苓散又不在陽明禁例所以然

者寸緩關浮尺弱在太陽為如經在陽明為不及

也。

陽明中風口苦咽乾腹滿微喘發熱惡寒脈浮而緊

若下之則腹滿小便難也。

傷寒論後條辨　辨陽明　十二　式好堂

傷寒論後條辨 卷七

英

下後之腹滿
衛氣虛而邪
氣益填神前
謂之腹滿僅
爲風熱所壅
者留而難去

不寧此也又有陽明受病之時兼其他經乘入者

其治法更難從陽明定例也陽明中風此風爲邪

風該寒在內謂經到陽明重復中有表邪故陽明

之熱爲太陽之寒所持於是熱鬱而有口苦咽乾

腹滿微喘之證太陽寒在表於是重復發熱惡寒

脉浮而緊也風盛氣壅大便縱難實非下證下之

則病在陽明太陽之經者累及陽明太陽之府故

腹滿小便難以外邪乘虛內陷而津液且亡也故

邪到陽明已爲萬物所歸重受表邪則所歸之氣

俱從陽明怫欝所以三陽之證俱見其間腹滿一

證兼屬太陰藏受府氣而爲熱滿也腹滿則大便

必難故以下爲戒○或謂此條與太陽大青龍證

同太陽以風寒持其營衛故有煩躁證而無腹滿

證○此以風寒持住陽明故有腹滿證而無煩躁

然口苦咽乾而喘實與煩躁同其機兆也

陽明病脈浮而緊咽燥口苦腹滿而喘發熱汗出不

惡寒反惡熱身重若發汗則燥心憒憒反譫語若加

燒針必怵惕煩躁不得眠若下之則胃中空虛客氣

宜條有發熱
惡寒證故曰
陽明中風此
陽不惡寒反
惡熱故曰陽
病．

二百
五七

動膈心中懊憹舌上胎者梔子豉湯主之若渴欲飲

水口乾舌燥者白虎加人參湯主之若脉浮發熱渴

欲飲水小便不利者猪苓湯主之．陽明病汗出多

而渴者不可與猪苓湯以汗多胃中燥猪苓湯復利

其小便故也．

發熱以上與前同而汗出不惡寒反惡熱身重則

皆陽明之見證蓋以陽明之經氣較盛則午到之

表邪不能敵其熱熱多寒少故亦有不惡寒反惡

熱者其實與前同其感受也治宜雙解用及辛凉

據脈而汗證
則不可汗據
證可下脈則
不可下加以
咽燥口苦加以
滿而嘔依稀
三陽合病溫
針益壯火而
消陰灸故三
治俱為犯經

之劑單表單裏俱不可故著汗下燒針之逆以示
禁汗則胃實燒針則損陰下則胃虛邪客證因誤
治而變壞難為一定之法故有梔子豉等湯之不
同所謂視其脈證知犯何逆以法治之也熱在上
焦故用梔子豉湯熱在中焦故用白虎加人參湯
熱在下焦故用猪苓湯寒邪閉熱在經傷氣耗津
必甚三治酌量只是趨涼避煖化氣回津以無惡
寒證即緊脈不須照顧也汗多胃中燥指陽明裏
證巳成者言猪苓湯之治與太陽五苓散顧同在

嵩陽明　十五　式好堂

傷寒論後條辨　卷七

太陽為寒水氣化不避桂朮者從寒也在陽明為

燥土氣化改桂朮為滑石阿膠者從燥也處方至

此已屬精微猶復以利小便為暴液亡汗者禁則

知證在陽明兢兢以保津液為第一義矣

陽明中風脉弦浮大而短氣腹都滿脇下及心痛久

按之氣不逼鼻乾不得汗嗜臥一身及面目悉黃小

便難有潮熱時時噦耳前後腫刺之小差外不解病

過十日脉續浮者與小柴胡湯脉但浮無餘證者與

麻黃湯若不尿腹滿加噦者不治

此條證以下
得汗三字為
主盖風熱兩
壅陽氣重乗
怫鬱不得越
欲出不得出
欲入不得入
經縱被緩無
所不至究竟
無處泄處故
見證如此刺
法從緩脉中
泄其熱其
風和被緩者
因未去也故
紆而緩之乃
酌量于柴胡
麻黃二湯間

此條所中之氣兼有溫邪在內故脉弦浮大裏陽
為表陽開過萬物所歸之經氣阻塞不逼怫之極
則擾之極故卒難用治唯照依內經刺熱篇中之
刺法泄去其熱此刺不專為耳腫設小差外不解
者內勢漸殺所不解者外不得汗仍潮熱耳猶須
俟過十日者恐小差之熱勢去之未盡不無因升
發之藥而復盈也脉續浮者尚接弦大之浮熱未
能盡去也故用小柴胡湯雙解之脉但浮者減去
弦大之浮不得汗之外無餘證也故用麻黃獨表

辯陽明　十六　式好堂

以通其交關
總是要得汗
耳

不尿腹滿加噦
嘔胃氣巳竭
而三焦不復
流通邪水無
出路矣

一五九

傷寒論後條辨 卷七

之不尿腹滿加噦俱指刺後言非指用柴胡麻黃

後言刺之而諸證小差唯此不差且有加則府

熱巳經攻藏而穀氣奪亡不治之勢巳成雖小柴

胡湯麻黃湯不必用矣此證之用麻黃湯頗同太

陽篇中陽氣重故也一條之麻黃湯彼用之於衄

血後此用之於刺血後皆是熱巳出而汗尚未得

平

三陽合病脉浮大上關上但欲眠睡目合則汗

外此則有三陽合病之證陽明居中土也萬物所

歸大為陽明主脈太陽以其脈合故浮大上關上。

從關部連上寸口也少陽以其證合故但欲眠睡

目合則汗但欲眠為膽熱盜汗為半表裏也此條

原論入少陽篇配入下條當是有汗則主白虎無

汗則主小柴胡湯也。

汗者白虎湯主之。

若前證見腹滿身重者陽盛於經裏氣莫支也口

遺尿發汗則讝語下之則額上生汗手足逆冷若自

三陽合病腹滿身重難以轉側口不仁而面垢讝語

辯陽明

十七

式好堂

三陽合病俱
是經與經合
若陽明之經
〔與太陽之表〕
合則為麻黃
湯證矣至于
陽明少陽合
病而有大承
氣湯證者以
其中無太陽
故又可酌貞
順而為下法
也

傷寒論後條辨 卷七

不仁讝語者熱淫布胃氣濁識昏也此是陽明主
讝而少陽之合則見面垢證風木動而塵棲也太
陽之合則見遺尿證膀胱熱而不守也尢陽盛者
陰必虛而熱盛者氣更傷汗則傷氣讝語者胃愈
涸也下則傷陰額上生汗者陽無依而上越也手
足逆冷者陰被奪而熱深厥深也內燥外寒陰脈
將絕血不內守氣將安附危證成矣計唯化熱生
津從陽分清回陰氣使氣清則液布固自虎湯之
職也胃熱祛而肺金肅水亦溉自高原矣前證但

可主之以議治議救若果津液已枯不復有汗自

虎更難用也。

陽明病發潮熱大便溏小便自可胸脇滿不去者小

柴胡湯主之。

外此雖太陽已罷而少陽忽爾攙入陽明者亦不

可作陽明處治如得陽明病而發潮熱似乎胃實

之徵矣但胃實之潮大便必鞕而小便自赤澁今

太便溏小便自可是熱雖盛非入府之熱也再以

胸脇徵之凡糞溏者氣自降氣不降而胸脇滿明

熱也

上焦不通則
營衞不布而
津液不得流
通以致熱氣
在中此胃氣
不和之由也

傷寒論後條辨　卷七

二百
六三

是木來剋土故陽明少陽之證兼見小柴胡湯主
之升木卽所以鬆土也○

陽明病脅下鞭滿不大便而嘔舌上白胎者可與小
柴胡湯上焦得通津液得下胃氣因和身濈然而汗
出解也

前證不但大便溏爲未實卽使不大便而却與脅
下鞭滿之證兼見則非關下焦之不通也緣木氣
鬱於土中不能升發是爲上焦不通上焦不通則
氣不下降故不但滿而且嘔上焦既窒則津液爲

強下鞕痛不
大便而嘔自
是大柴胡湯
證其用小柴
胡湯者以舌
上白胎猶帶
表寒故也若
胎不滑而燥
則所謂舌上
乾燥而煩欲
飲水數升之
調熱已耗及
津液此湯不
可主矣

熱搏結徒重蒸于膈上不得下蒸于胃府故舌上
白胎而不大便白胎雖不遠于寒然津結終不似
寒結之大滑推其原只因上焦不通屬下
焦者從導不遍屬上焦者從升小柴胡湯主之達
土中之木而順其性使上焦得通則津液得下胃
氣因和諸證省愈矣上焦得通照脇下鞕滿言津
液得下照舌胎與嘔言胃氣因和不大便言因
字宜看見陽明病不必治陽明而陽明無不可因
之治也身濈然汗出者陽明病多汗窒則汗不得

辨陽明

九　武妤堂

越一通之而津液不窒自能四布矣。○上條陽明
病從潮熱上見此條陽明病從不大便上見

陽明病心下鞕滿者不可攻之攻之利遂不止者死、
利止者愈.

從前諸證非兼太陽卽兼少陽陽明裏證未其故
不必戒攻而只隨證施治可得其條目至若攻勢
雖其有不可攻者尤不妨歷歷指之純見陽明病
而心下鞕滿不兼乎胸脇似可攻矣不知陽明入
裏不但驅殼間肌肉層分而高下部胸腹署列今

二
六
四

心下鞕滿者邪聚陽明之膈膈部三陽均得而主之者也況人身陽氣盈歉各有分數膈實者腹必虛氣從虛閉亦見陽明假實證攻之是爲重虛關防盡徹必至漏底而死其止而愈者則以下關之徼僥倖得閉善治者不當以一死博此徼倖矣

傷寒嘔多雖有陽明證不可攻之不止此也陽明以下行爲順嘔多則氣逆逆則中焦氣微不能下達亦令大便閉誤攻剝下虛而上愈逆隔噎反胃之羨種此矣

陽氣歸裡尚
有遲處便非
下候如此可
先行欲法上
者欽之下外
者欽之入原
野無邪方可
奪之于室

吾五

二百
六六

傷寒論後條辨　卷七

也。陽明病。面合赤色。不可攻之。必發熱色黃小便不利

面合赤色者由胃熱上行怫鬱在經也氣滯于經

者液不達于府胃失潤或亦見陽明裏實證一攻

之截熱于外而耗液干裏胃氣燥而成瘀矣濕瘀

能致黃燥瘀亦能致黃此從攻後兼發熱證當是

熱阻于肌膚之間不能歸裏液鬱成黃故不言發

黃只言色黃

太陽病三日發汗不解蒸蒸發熱者屬胃也調胃承

一表熱未除而
裡熱已待病
熱蘊于前
矣只從發汗
後只交替耳
凡本篇中云
太陽病云傷
寒而無陽明
病学者皆同
此病機也受
之脈已不浮
而大可必

氣湯主之。

不可攻之證前條顏經指明矣至於可攻之陽明

又○有分數焉則于三承氣間各宜應可而施也太

陽病三日經期尚未深也何以發汗不解便屬胃

蓋以胃燥素盛故他表證雖罷而汗與熱不解也

第徵其熱如炊籠蒸蒸而盛則知其汗必連綿減

減而來此即大便已鞕之徵故曰屬胃也熱雖者

於胃而未見潮熱讝語等證主以調胃承氣湯者

於下法內從乎中治以其為日未深故也

傷寒論後條辨　辯陽明　二十一　式好堂

成註云吐後
邪氣不去胸
中之邪下傳
於胃壅而爲
實故生脹滿
是又一解

傷寒論後條辨　卷七

三百
六七

傷寒吐後腹脹滿者與調胃承氣湯○

吐法爲膈邪而設吐後無虛煩等證必吐其所當
吐者只因胃家素實吐亡津液燥氣不能下達遂
成土鬱是以腹脹滿其實無大穢濁之在腸也調
胃承氣湯一奪其鬱可耳○

二百
六八

太陽病若吐若下若發汗微煩小便數大便因鞕者○
與小承氣湯和之愈○

吐下汗後而見煩證微之於大便鞕固非虛煩者
此然煩既微而小便數當由胃家失潤燥氣客之

使然胃雖實非大實也和以小承氣湯取其滋液
以潤腸胃和也非攻也

陽明病不吐不下心煩者可與調胃承氣湯

至若心煩較之微煩者似劇然未吐未下則津液
無傷因不更衣而胃邪上壅非不足之煩有懊憹
反覆顛倒之象則調胃郎足調心曰可與調胃承
氣湯見與之亦無碍也

陽明病本自汗出醫更重發汗病已差尚微煩不了
了者此大便必鞕故也以亡津液胃中乾燥故令大

便鞕，當問其小便日幾行。若本小便日三四行，今日
再行，故知大便不久出。今為小便數少，以津液當還
入胃中，故知不久必大便也。

汗與小便皆胃汁所釀，盛于外者，必竭于中。凡陽
明病必多汗。及小便利必大便鞕者，職此重發陽
明汗必併病之陽明也。所以病雖差尚微煩不了
了。所以然者，大便鞕故也。大便鞕者，亡津液胃中
乾燥故也。此由胃氣失潤，非關病邪，胃無邪摶津
液，當自復。故第問其小便日幾行耳。本小便日三

四行指重發汗時言令曰再行指尚微煩不了了

時言觀一尚字知未差前病尚多令微剩此未脫

然耳故祇須靜以俟津液之自還蓋攻之一字與津

病相當是奪燥氣以還津液稍不相當即是奪津

液以增燥氣故知燥氣有邪燥胃燥之不同若二

燥俱未全而誤行攻法則滋溢生寒陰邪來犯害

益難言矣

陽明病自汗出若發汗小便自利者此爲津液內竭

雖鞕不可攻之當須自欲大便宜蜜煎導而通之若

土瓜根。及與大猪膽汁。皆可爲導。

此與上條同意。總無病邪故也。小便自利者津液

未肯還入胃中也。津液內竭而鞕故自欲大便。但

苦不能出耳須其有此光景時方可從外導法漬

潤其腸腸潤則水流就溼津液自歸而還胃故不

但大便逼。而小便亦從內轉矣。蜜與土瓜根大猪

膽汁皆可者勢因其便。無煩難也。二條總無胃熱

證故離小承氣調胃承氣俱在所禁。

得病二三日脈弱。無太陽柴胡證。煩躁心下鞕。至四

五日.雖能食.以小承氣湯少少與和之.令小安.至六
日.與承氣湯一升.若不大便六七日.小便少者.雖不
能食.但初頭鞕後必溏.未定成鞕.攻之必溏.須小便
利屎定鞕.乃可攻之.宜大承氣湯.

過此以下皆其已屬胃實證而用大承氣湯者頴
大承氣非輕用之劑.而用之.尤不可以無法.故不
特其證宜審.而其脈尤宜審得病二三日指不大
便言弱者大而弱也.病不進矣.而脈不進.腸胃雖燥
而血自少也.雖表邪盡去.無大陽柴胡證.腸裏邪告

辯陽明
二十四
式好堂

傷寒論後條辨　卷七

急有煩躁心下鞕證正不可恣意于攻之一字也

此句以上截作一頭下面分作兩脚能食者以結

在腸間而胃火自盛也先以小承氣湯少少與之

和胃中之火令少安後以前湯增至一升去腸中

之結既是小承氣矣而又減去分數接續投之以

弱脉之胃禀素虛而爲日又未久也然而何不需

之四五日後以小便巳利不必需也若前證不大

便六七日小便總是不利則腸雖結而胃弱不能

布水水漬胃中故不能食非關燥尿在胃不能食

言三

也攻之雖去得腸間之結早巳動及胃中之水鞕
反成溏矣須小便利者先行滲法也水去而鞕乃
定故可攻以大承氣湯其不用小承氣湯者以爲
日巳久弱脉不可久鞕也

陽明病脉遲雖汗出不惡寒者其身必重短氣腹滿
而喘有潮熱者此外欲解可攻裏也手足濈然而汗
出者此大便巳鞕也大承氣湯主之若汗多微發熱
惡寒者外未解也其熱不潮未可與承氣湯若腹大
滿不通者可與小承氣湯微和胃氣勿令大泄下

傷寒論後條辨　卷七

身重者經脈
有所阻也表
裏邪盛皆能
令經脈阻．

邪氣在表而
喘者滿或在
胸而不在腹
此則腹滿而
喘知外欲解
可攻裏也．

遲者大而遲．其人素稟多陰也．故雖汗出不惡寒

其身必重必短氣必腹滿而喘經脈濡滯不能如

陽脈之迅利莫阻也故邪雖離表．仍逗留不肯遽

入裏直待有潮熱方筭得外欲解．不筭外裏在

氣腹滿而喘之證．仍筭外．不筭裏在他人只潮熱

證便可攻．而脉遲者必待手足漐然汗出此時陽

氣大務方是大便已鞭方可主以大承氣湯此脉

不用小承氣者以裏證備具．非大承氣不能伏其

邪耳若汗雖多而只微發熱惡寒即不敢攻即不

二百
四七

惡寒而熱未潮亦不敢攻益脉遲則行遲入裏頗

艱難雖腹大滿不通勢急矣熱尚未全聚雖滿而

不甚結只可用小承氣湯勿令大泄下總因一遲

字遂爾斟酌如此觀遲字下雖字可見然遲脉亦

有邪聚熱結腹滿胃實阻住經隧而成者又不可

不知

陽明病譫語發潮熱脉滑而疾者小承氣湯主之因

與承氣湯一升腹中轉失氣更服一升若不轉失氣

勿更與之明日不大便脉反微濇者裏虛也爲難治

辯陽明

二十六

式好堂

傷寒論後條辨　卷七

不可更與承氣湯也。

胃實脈以實大為正。苟非實大便須斟酌。不但弱

與遲也。又如一陽明病已見讝語胃火乘心可知

兼發潮熱邪盛而正氣乘旺方敢與爭可知脈復

滑而疾非弱遲尚帶虛帶寒可知當從胃家實治

誰不曰宜不知滑疾雖陽盛之診然流利不定終

未着實主以小承氣湯尚在試法之列果轉失氣

則知腸中有結屎因劑小未能遽下所下者屎之

氣耳不妨更服以促之若不轉失氣并不大便則

二百
七五

胃中無物可知。微為陽虛澁為液竭脉反變此則
前之滑疾乃虛陽泛上之假象。而今之微澁乃裏
氣大虛之真形。其陽明病屬津液竭而閉讝語屬
虛陽不能自安而鄭聲潮熱屬陽微僅得乘旺而
暫現。正虛則邪愈實難治者此證須是補虛滋液
以回陽氣而若寒弱中無從布氣須先泄去其藥
方可施治無奈正氣已虛又不可更與承氣湯也

陽明病潮熱大便微鞕者可與大承氣湯不鞕者不
可與之。若不大便六七日恐有燥屎。欲知之法少與

辨陽明

二十七

式好堂

傷寒論後條辨　卷七

小承氣湯湯入腹中，轉失氣者，此有燥屎，乃可攻之。

若不轉失氣，此但初頭鞕，後必溏，不可攻之，攻之必

脹滿不能食也。欲飲水者，與水則噦。其後發熱者，必

大便鞕而少也，以小承氣湯和之，不轉失氣者，愼不

可攻也。

可見下法全憑乎脈，脈稍參差，雖下證備，其猶防

變證如上條是矣，所以然者，證有假而脈無假也。

脈果如經，則陽明病只據潮熱一證，便可放手用

下法，故不必大滿不通，但大便微鞕者，可與大承

微鞕對大滿
煩言溏鞕已
，自覺得但微
而不大且此

等處用大承
氣湯須知俱
貫有陽明脉
六四字在内

月不實而攻
之下燥未除
中寒復起矣

氣湯矣其不可與者除非不鞕而溏耳若潮熱不

見而脉有模糊豈特大便微鞕不可用雖不大便

六七日亦須斟酌故有欲知燥屎之法脹滿不欲

食飲水則噦緣其人腸雖燥而胃自虚攻藥苦寒

傷胃故脹滿不欲食燥故欲飲水水虚故與水則噦

其後發熱者胃從燥氣復也未發熱之前繫不得

大便可知大便雖因胃復而再鞕腸間反因下虚

而愈燥故仍和以小承氣湯末二句乃咎從前失

慎之意

傷寒論後條辨

辨陽明

二十八　式好堂

傷寒論後條辨　卷七

陽明病。下之。心中懊憹而煩。胃中有燥屎者可攻。腹
微滿。初頭鞕。後必溏。不可攻之。若有燥屎者宜大承
氣湯。○

陽明病。下之。承上條言。未得欲知之法。輒用大承
氣湯。下之的當。邪應伏矣。若心中懊憹而煩者。○
此有二因。又須斟酌其轉失氣者有燥屎也。只因
燥屎去之未盡。令期欲行不能行而攪作。再用大
承氣湯以協濟前藥。使燥屎下而欝煩解若腹微
滿不轉失氣者。此乃虛氣上逆而煩蒸。由前未欲

無燥屎者不
轉失氣也祇
宜梔子豉湯
濟

三百
七

知之誤也初鞭後溏攻之必不能食而飲水則噦

矣急止勿服末句乃申可攻句以決治意此二條

一反一覆見不可不行欲知法

病人不大便五六日繞臍痛煩躁發作有時者此有

燥屎故使不大便也

即此而推及凡病攻法必待有燥屎方不爲誤攻

則所以驗燥屎之法不可不備求之無恃轉失氣

之一端也病人雖不大便五六日屎燥未燥未可

知也但使繞臍痛則知腸胃乾屎無去路故滯澀

在一處而作痛煩躁發作有時因屎氣攻動則煩
躁發作攻動究不能去則又有時伏而不動煩躁
此時亦不作以此徵之從有燥屎斷其不大便當
無差矣何大承氣湯之不可攻也

太下後六七日不大便煩不解腹滿痛者此有燥屎
也所以然者本有宿食故也宜大承氣湯

又郎此而推之不獨未下可用大承氣郎大下之
後不妨重用之也以有六七日不大便煩不解腹
滿痛之證乃燥屎之明徵也煩不解指大下後之

下後亡津液亦能令不大便狀煩有解將腹滿不痛可驗

證腹滿痛指六七日不大便後之證從前宿食經大下而棲泊於迴腸曲折之處胃中尚有此故煩不解久則宿食結成燥屎攔住去路新食之濁穢總畜於腹故滿痛

病人小便不利大便乍難乍易時有微熱喘冒不得臥者有燥屎也宜大承氣湯

更即此而推及之不特不大便宜用大承氣即大便乍難乍易亦不妨于用之也燥屎阻住經輸故小便不利非津液偏滲者此也小便不利故大便

燥屎為病見一證多端難以一二證拘故歷二發之

傷寒論後條辨　　　　辯陽明　三十　式好堂

傷寒論後條辨　卷七

午難午易者新尿得潤而流利。難者燥屎不動。

而阻况時有微熱喘冒不得臥。莫非燥屎之明

徵也。尿燥胃乾三焦不通而蒸熱非陽明邪盛之

熱故微濁氣乘肺故喘濁氣乘心故冒冒者昏憒

也濁氣乘膽故不得臥總是尿氣不下行上擾乎

清道也時有者動則有伏則不有也。可見無燥屎

雖不更衣十日無所苦。有燥屎不必盡不大便而

可下。下不下不可不講求其訣乎

陽明病讝語有潮熱反不能食者胃中必有燥屎五

六枚也。若能食者但鞕耳，宜大承氣湯下之。

從前驗燥屎之法，不必盡屬陽明陽明病驗燥屎

之法匪一轉失氣則自此之外若讝語若潮熱皆

必有燥屎而後可下乎曰是不然二證果兼則不

能食者胃中必有燥屎五六枚宜大承氣湯下之

即能食者但鞕亦大承氣湯下之如前條所云陽

明病潮熱大便微鞕者可與大承氣湯是也盖雜

病在下其結陽明病在下其熱熱結亦能成實不

必屎結而實也。

傷寒論後條辨　卷七

夫實則譫語虛則鄭聲鄭聲重語也

潮熱譫語雖硬可下則前條有所云譫語發潮熱

脈滑而疾者獨非其證乎何以一誤於小承氣卽

為難治此則實虛二字不可不講耳緣潮熱一證

自有表裏之分尚易辨別若兼譫語則譫語一證

有大實亦有大虛實者證與脈俱實其發則名譫

語虛者證雖實而脈虛其發則名鄭聲鄭聲與譫

語無異以亂雅得名耳其實鄭聲卽譫語之複辭

也疑似之間最難顯然必從證脈合參之可下不

內經曰譫語語者氣虛獨言也又難經曰脫陽者見鬼氣虛脫陽皆得譫語乱真甚然故此之鄭聲須從實鄭二字勘破之方可關去立言之旨何異同此仲景後人反將重語二字作鄭聲註則牽盡鄭多番鑿楔鄭

二〇
八一

声遂多設辯
央

直視讝語。喘尚
其死證。卽帶
微喘亦有。脉
弦者生一條。
唯兼喘滿。兼
下利則眞氣。
脫而難囘矣。

二三

直視讝語。喘滿者死。下利者亦死。

可下。只在虛實二字取決。又不必泥定有燥屎無

燥屎也。以後只言讝語不言鄭聲。欲人于虛寒內

辯讝語。卽于讝語內辯鄭聲。聲語間無甚歧異也。

然則辯讝語者。須辯其兼證。有如直視讝語人皆

以爲陽熱證矣。然而神散則亂。亦令直視兼讝語

而見。加以喘滿者。必從誤汗得來。故氣從上脫而

死。加以下利者。必從誤下得來。故氣從下脫而亦

死。此證之虛實宜辯也。

辯陽明　三十二　式好堂

傷寒論後條辨　卷七

自和字對短
字言猶未失
陽明之長大
脉也不死者
尚得同下條
津液外出胃
燥便鞕一倒

二百
八三

發汗多若重發汗者亡其陽讝語脉短者死脉自和
者不死。

辯讝語者尤宜辯其脉發汗多之人其陽已虛可

知重發汗而亡其陽陽神無主故讝語脉短者死

陰來促陽也脉自和者不死陽絶于裡而氣猶未

脱也以誤汗而成讝語即有短脉之死若誤汗讝

語斷無和脉之不死可知此脉之虛實宜辯也

二百
八四

陽明病其人多汗以津液外出胃中燥大便必鞕鞕

則讝吾小承氣湯主之若一服讝語止更莫後服。

實則譫語此
實字節胃家
定之實字胃
不定便作虛
看仲景巳立
柴胡桂枝湯
以和榮衛通
津液為訓矣
推之斑往莘
證虛皆同有
郎聲之亂其真
處只煎此一
條可以該及

二百
八五

譫語能從脉證間辯其虛則實邪似可無慮然虛
家之譫語固曰亡陽實家之譫語亦因亡亡
津液而得譫語則胃燥之譫語與胃實之譫語較
法雖同而緩急微甚之間承氣不無議大小矣陽
明病法多汗其人又屬汗家則不必發其汗而津
液外出白虎胃燥便鞕而譫語證在虛實之間故
雖小承氣湯亦只一服為率譫語止更莫後服者
雖燥鞕未全除輒于實處防虛也

傷寒四五日脉沉而喘滿沉為在裏而反發其汗津

辯陽明

三十三 式好堂

嗜而腹滿為
純裏今之喘
滿比在上也
持以脉沉斷
為在裏

傷寒論後條辨　卷七

液越出。大便為難。表虛裏實。久則讝語。

傷寒四五日。脉沉而喘滿。沉者大而沉也。雖喘滿

尚帶三分表證然沉脉巳為在裏宜從併病例。小

發其汗。而反正發其汗以致津液越出大便為難。

當時未必讝語迨喘滿去而表虛。大便難而成實。

久則讝語矣。夫實則讝語自是大承氣湯證。而乃

鈌其治者以此實從帶表而來。尚有微甚之斟酌

也。

音　　汗出讝語者以有燥屎在胃中。此為風也。須下之。過
共

經乃可下之。下之若早。語言必亂。以表虛裏實故也。

下之則愈宜大承氣湯。

讝語必因汗後胃中已燥而成此。于汗出之時。即

挾讝語而來此。此係胃中風之證。在胃中先經耗液。已

成燥屎。後乃見之於表而見。汗出證。故汗出即讝

語。以表虛裏實故也。句宜安在乃可下之。句下燥

屎須下風家須過經乃下。所以然者待表虛裏實。

故也。表虛者表罷之謂下之若早語言必亂。裏氣

虛而讝語變爲鄭聲矣。下之則愈宜大承氣湯。見

之汗非

胃燮之汗而

風邪之汗。此

處之燥屎。非

熱燥而風燥。

胃中挾有宿

昔之表邪。所

謂風家也。故

須過經乃可

下之。

傷寒論後條辨　卷七

三百六七

傷寒若吐若下後不解不大便五六日上至十餘日

日晡所發潮熱不惡寒獨語如見鬼狀若劇者發則

不識人循衣摸狀惕而不安微喘直視脈弦者生濇者

死微者但發熱讝語者大承氣湯主之若一服利止

後服

傷寒若吐若下後津液亡而邪未去盡故不解燥

氣從邪反結為實故不大便五六日上至十餘日

從前宜再用大承氣湯蕩盡邪燥以安津液法不

過經即不難放手也

若吐若下後
不解不其人
風邪在胃而
成燥未經下
過經即下津
液暴亡風燥
汗輒吐不待
之留中者益
鋼搏及胃陽
且久陰光竭
矢故一發輒
劇而成危候

二百
八八

出此胃氣生熱其陽則絕陽絕者無餘陰以和之
也○故諸所見證莫非陽亡陰絕孤陽無依而擾亂
之象○弦濇皆陰脈○弦脈猶帶長養○濇脈已成涸轍
生宛以此斷之○微者但發熱讝語○仍是邪燥結實
而巳○陰未全竭大承氣湯主之○所以去燥結也○燥
結去○陰氣自復故利利而再服○則通陰者大承氣
而奪陰者即大承氣故止後服○陽必多汗○此證亡陰
偏無汗○故為亡陰

陽明病發熱汗多者急下之宜大承氣湯○
大承氣湯雖有去實滿去燥熱之不同○總之為救

辯陽明
三十五
式好堂

此等之下皆
為救陰而設
不在奪實奪
實之下可緩
救陰之下不
可緩
不急下防成
五實經曰五
實者死　二百
八九
表虛裏實于
此已的故須
急下

卷七

津液而設則緩急之勢亦宜視津液而斟酌矣陽
明病有身熱證無發熱證發熱而復汗多陽氣大
蒸於外慮陰液暴亡于中雖無內實之兼證宜急
下之以大承氣湯矣

發汗不解腹滿痛者急下之宜大承氣湯
發汗不解津液已經外奪腹滿痛者胃熱遂爾迅
攻邪暘盛定而瀰漫不急下之熱毒裏蒸糜爛速
及腸胃矣陰虛不任暘填也

二百
九十
腹滿不減減不足言當下之宜大承氣湯

因邪勢盛實故雖下之而腹滿如故即減去一二
分筭不得減下之不妨再下雖不在急亦當減盡
乃爲真陰得復陽邪不至再集耳

一

二百
九一

傷寒六七日目中不了了睛不和無表裏證大便難
身微熱者此爲實也急下之宜大承氣湯

前兩證急下者以其勢之急故下之急不知勢之
緩亦有下之不急者如目中不了了睛不和
一證是也緣目與睛營于腎中之水六七日見此
知腎中真水爲胃陽所吸竭者非一旦夕矣雖外

此與脈浮而
范脈浮而濟
二條泰看雖
皆陽盛之病
實由平素之
陰虛致之此
以證驗彼以
脈驗

傷寒論後條辨　辯陽明　三十六　式好堂

日中不了了。
精不和者,陰
氣內奪也。

伤寒論後條辨　卷七

無陽熱證內無鞕痛脈滿證只是大便難身微熱。

據此便斷為實也。若非急下則津枯于腎藏較前

條之津越于外津結于內者更難復以土之尅水

是為賊邪。陽明病之勢雖緩腎病急矣。

二陽併病。太陽證罷但發潮熱手足漐漐汗出大便

難而讝語下之則愈宜大承氣湯。

二百
九二

外此則有二陽併病之證雖前此尚兼太陽今則

太陽證罷而已盡併陽明成胃實證大承氣湯下

之無遺議矣。

病者只據目
下,不據從前
者,必從前證
一盡罷,轉屬倒
一同此。

陽明少陽合病，必下利，其脉不負者順也，負者失也，

互相剋賊，名為負也，脉滑而數者，有宿食也，當下之，

宜大承氣湯。

外此則有陽明少陽合病之證，必見下利，以土中

乘木疏泄之令妄行于陽明也，見滑數之脈為不

負為順，見弦直之脈為負為失，以證已下利，而脈

中更見木邪，證脈互相剋賊胃氣虛而土敗，故名

為負。若見滑數是為水穀有餘之診，緣食入于胃

散精于肝淫氣於筋，土邪盛而無木制反不能輸

滑寫陰實之
診陰字只當
下裡字看

辯陽明　三十七　式好堂

化水穀,以致宿食留中,通因通用,宜大承氣湯平

其敦阜矣。

三百
九四

傷寒十三日不解,過經讝語者,以有熱也,當以湯下

之,若小便利者,大便當鞕,而反下利脉調和者,知醫

以丸藥下之,非其治也,若自下利者,脉當微厥,今反

和者,此為內實也,調胃承氣湯主之。

下利可下并可因此而倒及過經不解之證矣,讝

語為胃實不應下利,下利為虛脉不應調和,今皆

互而有之,知未下利之先胃有其實熱也,胃熱則

丸藥熱而有毒已攻下焦必虛熱遺中焦必實

屎燥當以湯盪除其熱爲合法若未下以湯亦只有讝語證何至小便利大便當鞕而反下利而脉復調和調和對下微字看仍陽明如經之大脉也脉證不協知醫下以丸藥下焦之關閘徒虛胃中之燥屎仍在所以下利兼見讝語顧下利讝語亦有亡陽而屬虛寒者要之脉微肢厥可辨今反和而如經知液以下利而愈乾屎以液乾而愈燥邪熱斂內而爲實無疑也雖屬大承氣湯證而關閘已傷只宜和以調胃承氣湯耳

傷寒論後條辨　卷七

二百
九五

脉、陽微、而汗出少者、為自和也、汗出多者為太過、陽

脉實、因發其汗出多者、亦為太過、太過為陽絕於裏、

亡津液、大便因鞕也、

合而論之、三陽明證、皆由胃家實得之、而其來路

實始于太陽、則病在太陽、便宜為三陽明家惜及

津液矣、胃家實者、其人納多出少、毋論陽脉微陽

脉實俱以汗出少為自和、汗出多為太過、陽絕于

裏者孤陽獨治、無陰液以和之、大便因鞕而成內

實證、則不得不用大承氣湯矣、答在過亡津液也、

陽絕於裏者、
燥從中起、陽
氣閉絕於內、
而不下通也、
下條其陽則
絕、同此、

淨芄為亡血
失精診中空
故也茲以有
陽無陰而見
定治白通其
陽以瀉火
瀉則陰生而
脉寬大便因
精填故前條
鞕者罷看。
胃氣生熱此

脉浮而芤．浮為陽芤為陰浮芤相摶胃氣生熱其陽
則絕。

液素少一遇傷寒脉浮而芤矣浮為陽陽盛于外
芤為陰陰竛于中二脉互結胃氣生熱而有不更
衣之證其陽則絕者陽氣自成阻絕陰氣不得通

若發汗利小便巳胃中燥煩熱大便難者其人血

亦曰胃家實也。

趺陽脉浮而濇浮則胃氣強濇則小便數浮濇相摶．
大便則難其名為約麻仁丸主之．

傷寒論後條辨

論陽明

三十九

式好堂

脾約者脾陰
外滲無液以
滋脾家先自
乾槁丁何能
復餘陰蔭及
腸胃所以胃
火盛而腸枯
大便堅而輩
粒小也麻仁
丸寬腸潤燥
以就其堅欲
使脾陰從内
轉耳。

至于脾約家則趺陽脉浮而濇其常也浮則胃氣

強濇則小便數火盛水虧由二脉相搏而致大便

難之證此之謂約麻仁丸潤燥通幽為處治則一

遇傷寒其不能恣行大承氣可知矣所以然者以

其為太陽陽明非正陽陽明胃家實者比則推之

少陽陽明其不可以正陽陽明胃家實之治治之

不可例推乎。○陽明脉大大而實也不實而虚而

○由其胃中先有所亡經曰陰虛者陽必奏故二

家之轉屬陽明反易急宜瀉陽救陰又不可泥定

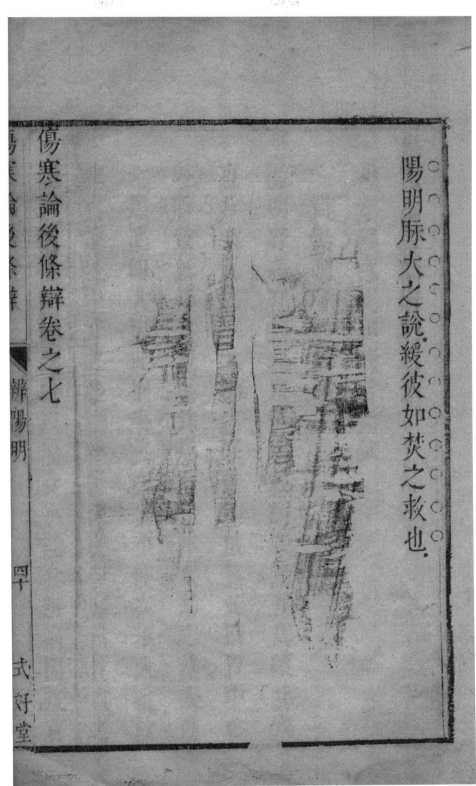

陽明脉大之說緩彼如焚之救也。

傷寒論後條辯卷之七

辯陽明

四十

武好堂

傷寒論後條辯卷之八

新安程應旄郊倩甫條註

辯陽明脈證篇第二

陽明府病有熱無寒陽明經病寒熱互具顧其寒

也非太陽之寒太陽之寒鬱卽成熱此則胃中虛

冷所致無轉熱證也其熱也亦非太陽之熱太陽

之熱罷卽入裏此則瘀熱在裏不罷亦不入也故

雖有中風中寒之名總非營衛受邪寒熱實虛之

間白本乎中氣故特以能食不能食辨病因雖有

傷寒論後條辨　卷八

陽明病若能食名中風不能食名中寒。

潮熱盗汗證柴不作裏實推測寒則同三陰治例。四逆湯吳茱萸湯可用熱則隨證定法以和解總不在攻下之例。一破世人按日求府據熱議攻之誤。故於末二條特示所戒所法焉。

陽明府病歸一之病也。只須來路清楚。縱不清楚。自現表證統曰帶表而已。陽明經病不一之病也。前不必有所傳。後不復有所歸。在表既無頭痛惡寒證則非太陽之表。在裏又無燥堅裏實證則并

論中總無中
寒字獨此處
見之猶云風
寒自內得
也

非陽明之裏錯綜之邪從何辨之於本因之

寒熱耳本因有熱則陽邪應之陽化穀故能食就

能食者名之曰中風猶云熱則生風其實乃瘀熱

在裏證也本因有寒則陰邪應之陰不化穀故不

能食就不能食者名之曰中寒猶云寒則召寒其

實乃胃中虛冷證也寒熱於此辨則胃氣之得中

與失過於此驗非教人於能食不能食處辨及中

風中寒之來路也

一百
九九
陽明病脉浮而緊者必潮熱發作有時但浮必盜汗

傷寒論後條辨卷

陽明

二

式好堂

以能食不能食辨風寒。固可得陽明經病寒熱虛

實之大綮矣。猶恐證候孤疑。不無有經病混入府

病之處。則更須從脉辨之。如既云陽明病自無大

陽寒傷營風傷衛之表證可知。何至有浮而緊與

但浮之表脉也。其脉浮而緊者。緣裏伏陰寒擊陽

於外。故也。陰盛陽不敢爭。僅乘旺時而一爭。故潮

熱發作有時也。但浮者胃陽虛而中氣失守也。膰

則陰氣盛陽益不能入而盜汗出也。夫潮熱汗出

有太陽證二一

脉自緊以太

陽若陽明有

此緊非表寒

而裡寒浮非

表虛而裡虛

矣故後條有

真汗共俟脉

緊則愈脉浮

而遲表熱裡

寒之示因拈

二證見非陽

明脉大之潮

執鍼汗莫要
被他惑了

皆陽明裏實證而今屬之虛寒則於其脉辨之更

可互參及能食不能食之內法也

陽明病脉遲食難用飽飽則微煩頭眩必小便難此

欲作穀疸雖下之腹滿如故所以然者脉遲故也

脉證互雜則凡陽明經病之有虛寒有瘀熱可一

一指出之矣如陽明病脉遲遲爲寒寒則不能宣

行胃氣故非不能飽特難用飽耳飢時氣尚流通

飽郎塡滿以故上焦不行而有微煩頭眩證下脘

不通而有小便難證小便中包有腹滿證在內

辨陽明脉

三

式好堂

熱蓄成黃之
腹瀉下之可
去此則穀氣
不得宣洩屬
胃氣虛寒使
然下之益虛
其虛炎故腹
滿如故

傷寒論後條辨　卷八

三百
一一

欲作穀疸者中焦升降失職則水穀之氣不行鬱

顯而成黃也曰穀疸者明非邪熱也下之兼前後

部言茵陳蒿湯五苓散之類也曰腹滿如故則小

便仍難而疸不得除可知再出脉遲欲人從脉上

悟出胃中冷來

陽明病若中寒不能食小便不利手足濈然汗出此

欲作固瘕必大便初鞕後溏所以然者以胃中冷水

穀不別故也

胃中冷小便難能作穀疸小便不利亦能作固瘕

此之手足濈膚汗出者、小便不利所致、水溢并胃熱也、因痕者固而成痺、水氣所結、其腹必有聲、聲特以結在胸爲水結、在腹爲陽、冷熱攸別、爲圓痕陰陽、結胸結陰陽

穀疽雖腹滿不可攻固痕雖大便鞕不可攻又如
陽明病其人中氣素寒則胃中寒氣今且爲經邪
所菀既不能腐熟水穀又不能宣行津液故不能
食而小便不利經中陽氣不能內達自爾外蒸故
手足濈然汗出也凡手足濈然汗出者津液既越
大便必鞕今雖鞕只積寒而作固痕津液不亡也
不待攻而且初鞕後溏敢攻之乎水穀不別屬溏
熱偏滲者多此點出胃中冷欲人知病本於寒宜
從寒治不在利小便也

傷寒論後條辨　陽明脈　四

式好堂

傷寒論後條辨　卷八

不能食之外
無他證輒以
攻熱為戒幸
世人勿以胃
火二字浪加
上陽明也

三百二

陽明病不能食攻其熱必噦所以然者胃中虛冷故
也以其人本虛故攻其熱必噦

能食不能食可以辨人之中氣則凡不能食者統
屬胃中虛冷之故雖有陽明經分之熱不可攻之
矣攻藥不遠寒虛寒相搏必噦胃陽被傷故也本
虛以平素言熱以陽明病言有本則凡病之來雖
有熱邪俱宜標視之陽明且然他經益可例矣

三百三

陽明病法多汗反無汗其身如蟲行皮中狀者此以
久虛故也

習主肌肉之冠
則為煩燥則
窩後窩麻

三

陽明病陽氣充盛之候也故法多汗今反無汗胃
陽不足其人不能食可知益汗生于穀精陽氣所
宣發也胃陽既虛不能透出肌表故怫鬱皮中如
蟲行狀虛字指胃言兼有寒久字指未病時言

四

陽明病反無汗而小便利二三日欬而嘔手足厥者
必苦頭痛若不欬不嘔手足不厥者頭不痛

陽明病反無汗陽虛不必言矣而小便利陽從下
泄中誰與溫積之稍久胃中獨治之寒厥逆上攻
故二三日欬而嘔手足厥一皆陰邪用事必苦頭

陽明篇

五

武好堂

傷寒論後條辨　卷八

五·三二二

食穀欲嘔者屬陽明也吳茱萸湯主之得湯反劇者

屬上焦也

食穀欲嘔者納不能納之象屬胃氣虛寒不能消

穀使下行也曰屬陽明者別其與少陽喜嘔之兼

半表太陽乾嘔不能食之屬表者不同溫中降逆

為主吳茱萸湯是其治也得湯反劇者寒盛格陽

不能下達再與吳茱萸湯則惡曰屬上焦者不欲

痛者陰盛自干乎陽其實與陽邪無涉頭痛者標

軟嘔手足厥者本條中有一嘔字不能食可知

言六言

三之

人以此孤疑及中焦之陽明變易其治法耳

脉浮而遲表熱裏寒下利清穀者四逆湯主之若胃

中虛冷不能食者飲水則噦　脉浮發熱口乾鼻燥

能食者則衄

合諸前條推之凡屬中寒者只宜溫在裏之寒不

宜顧在表之熱矣但須以脉辨之脉浮而遲浮為

陽知邪熱之蒸發在表遲為陰知虛冷之伏陰在

裏但見下利清穀一證雖病在陽明不妨從三陰

例溫之以四逆湯矣既巳溫之或有溫之不及與

傷寒介之條辨　　陽明脉　　六　　武好堂

無根失守之
火遊于咽監
間故欲飲水
胃陽未復故
噦

脉浮發熱口
乾鼻燥是從
四逆湯中挽
出陽明證來
從前飲水尚
是假陽明

傷寒論後條辨　卷八

溫之大過則仍於能食不能食之間辨之若胃中

虛冷未回自是不能食雖經熱得四逆轉增燥欲

得水然水入為胃寒所擊氣逆則噦矣雖下利清

噦止仍宜溫也若脉不遲但浮不但表熱更發熱

裏寒已去可知口乾鼻燥經熱上升可知其人能

食則胃陽已回必衄衄則解縱有不解稍用清涼

蓋在太陽既有先溫其裏後攻其表之法則在陽

明自應有先溫其裏後解其經之法矣

陽明病但頭眩不惡寒故能食而欬其人必咽痛若

故謂胃氣主
嘔肺氣主欬
恐不盡然胃
家有寒有熱
亦皆能令欬
毋病及于也

九　三五

不欬者咽不痛。

陽明以下行為順逆則上行故中寒則有頭痛證

中風則有頭眩證以不惡寒而能食知其鬱熱在

裏也寒上攻能令欬其欬兼嘔故不能食而手足

厥熱上攻亦令欬其欬不嘔故能食而咽痛以胃

氣上通于肺而咽為胃府之門也夫咽痛惟少陰

有之今此以欬傷致痛若不欬則咽不痛況更有

頭眩不惡寒以證之不難辨其為陽明之鬱熱也。

陽明病初欲食小便反不利大便自調其人骨節疼

傷寒論後傷
卷八

翁翁如有熱狀奄然發狂濈然汗出而解者此水不

勝穀氣與汗共併脉緊則愈

陽明胃強祗成鬱熱卽有中寒亦從熱化而得解

可無慮也初欲食者胃氣未嘗爲病奪也小便雖不

不利而大便自調更非初鞕後溏者比緣胃中不

冷寒不能中而只在經絡間故脉不遲反緊若其

人骨節煩疼翁翁如有熱狀奄忽發狂者此則經

絡間之寒邪將欲還表而作汗故先見鬱蒸之象

也水以小便言穀氣以欲食言前此水與寒併故

奄然發汗濈
狀汗出而者陽
氣勝也

小便不利其人穀氣現強水不能勝當併出於汗
得汗則寒自解曰脉緊則愈者言脉緊者得此則
愈也。

陽明病發熱汗出者此為熱越不能發黃也但頭汗
出身無汗齊頸而還小便不利渴飲水漿者此為瘀
熱在裏身必發黃茵陳蒿湯主之。

外此則陽明更多鬱熱證但責以汗出不徹與汗
多入裏之熱不同俱不妨隨證定治也發熱汗出則
此為熱越有二證一則病人煩熱汗出則解是也。

傷寒論後條辨　卷八

一則津液越出大便爲難是也俱非發黃證今則

頭汗出身無汗齊頸而還足徵陽熱之氣鬱結於

內而不得越故但上蒸于頭頭爲諸陽之首故也

氣不下達故小便不利府氣過燥故渴飲水漿瘀

熱在裏指無汗言無汗而小便利者屬寒無汗而

小便不利者屬瘀熱兩邪交鬱不能宣泄故會而

發黃解熱除鬱無如茵陳梔子清上大黃滌下通

身之熱得泄何黃之不散也

陽明病無汗小便不利心中懊憹者身必發黃。

三言　　　　　三言

可見熱不越則停滯者水氣也水得熱而蒸心

故心中懊憹土鬱不宣足徵矣身必發黃

陽明病被火額上微汗出小便不利者必發黃

被火則土遭火逼氣蒸而炎上益甚汗僅微見於

額上津液被束無復外布與下滲矣溼熱交蒸必

發黃二證雖水畜火攻不同然皆瘀熱在裏之因

也

陽明病下之其外有熱手足溫不結胸心中懊憹

不能食但頭汗出者梔子豉湯主之

表邪不盡陷
人故外有熱
外有熱者由
胃家素無燥
氣故雖口及
陽明總不入
府

胃熱存經熱
孤經熱而府
寒燥不能下
遍則循經遊

傷寒論後條辨　　卷八

陽明病熱已入裏手足不但溫而且戢然汗出方

成下證若下之其外有熱手足溫自是誤下陽明
之經病雖不同太陽誤下致邪陷入裏之結胷證

邪已同太陽誤下致陽擾及胃之心中懊憹證矣

胃虛熱格故飢不能食熱鬱氣蒸故但頭汗出梔

子豉湯吐之治無異於大陽之從高分也

陽明病口燥但欲潄水不欲嚥此必衄

外此則有衄血之證陽明爲多血之經而其脉起

於臭故熱甚則血妄行而由臭出也口燥者口爲

上而出曰肺
竅寒不從口
出者府寒故

衂

言五

胃竅胃熱則燥也潄水者自欲潄熱也不欲嚥者

血得冷則疑血已離經而自畏疑也凡熱病得衂

則解誤以寒凉遏之則變證反起不可不知

陽明病其人喜忘者必有畜血所以然者必有久瘀

血故令喜忘屎雖鞕大便反易其色必黑宜抵當湯

下之

外此則有畜血之證太陽循經有畜血陽明無血

證乃為有病而喜忘者其人素畜血而令熱邪湊之

也血畜於下則心竅易塞而識智昏故不識則征

陽明脈

十

武好堂

傷寒論後條辨卷八

不狂則忘字包有妄字在內應酬問答必失常
也病屬陽明故尿鞕血與糞俱故易而黑張隱菴
曰太陽之氣起于膀胱故驗其小便陽明之氣本
於腸胃故驗其大便焉不用桃核承氣湯用抵當
湯者以久瘀故也

陽明病下血讝語者此爲熱入血室但頭汗出者刺
期門隨其實而瀉之濈然汗出則愈

此則有熱入血室之證益下血則經脉空虛熱
得乘虛而入其室故讝語以血室雖衝脉所屬石

縛日奪汗則
無益而陰血
則不可發汗
故以刺法奪
之

尤言

三

心君實血室之主人也室被熱擾其主必昏但頭

汗出者血下奪則無汗熱上擾則汗蒸也刺期門

者熱人陰分實在陰隨其實而瀉之則榮氣和而

心氣下通故溉然汗出而解

病人無表裏證發熱七八日雖脈浮數者可下之假

令已下脈數不解合熱則消穀善飢至六七日不大

便者有瘀血也宜抵當湯若脈數不解而下利不止

必協熱而便膿血也

可見陽明一經不繫府邪毋論寒證不可下卽熱

陽明脈　十二　式好堂

傷寒論後條辨　卷八

其熱勢所至而變證紛紜若此寔其由來豈非證
熱侵陰分也下焦搏溼而成協熱便膿血之證隨
而成畜血抵當湯之證若脉數不解而下利不止
飢之證若六七日不大便熱併腸胃也中焦結燥
膈熱相合上焦被熱勢必傳爲膈消而成消渴善
安下故一下而變證各出脉數不解則是表熱與
爲可下之矣不知發熱脉浮邪渾在表豈可討日
不罷裏全未全但見發熱七八日雖脉浮數者以
證亦不可下奈何令之醫者不然不論病人表罷

六一

之與脉不加詳察而徒計日誤下之過哉。

病人煩熱汗出則解、又如瘧狀日晡所發熱者、屬陽

明也脉實者宜下之、脉浮虛者宜發汗下之與大承

氣湯發汗宜桂枝湯。

無巳則舉一病以對勘之、使其知所誤而得取法

焉。如病人煩熱巳經汗解、視前條之發熱尚有表

者不侔矣。又如瘧狀日晡所發熱、視前條之全無

裏證者不侔矣。據證巳屬陽明下之可無誤下乎

雖然未也。不可不辯其脉。脉實則宜下、脉浮虛尚

傷寒論後條辨　陽明脉　士　武好堂

傷寒論後條辨　卷八

須知陽明脉
大四字遅陽
明病微始徹
終眼目凡錯
舉他脉或違
或合於是照
佛此大字也
大者大而霆
也

須汗同一證而大承氣湯與桂枝湯之殊其制如
此況脉浮數而發熱則有表無裏徒以六七日之
故而妄爲可下消穀善飢諸變證層見叠出誰之
咎哉是知陽明一經有其來路與其屬路即在本
經更有其府病與其經病中又有其熱因
與其寒因毫釐千里是所望于醫者諦而又諦矣
故于篇末出此二條使治陽明者其亦知所禁夫
其亦知所法夫

二百
九
陽明病欲解時從申至戌上

土所畏者木也得申酉之金于以復母仇而戌土
更旺故解○○

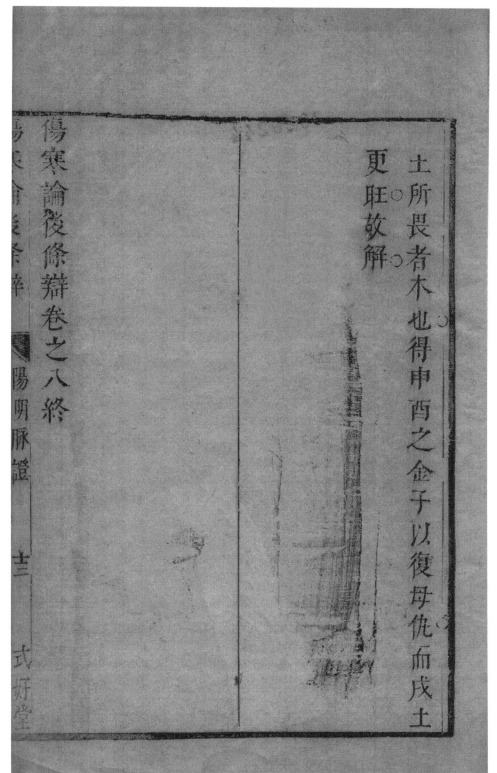

傷寒論後條辯卷之八終

陽明脈證

傷寒論後條辯

十三

式好堂

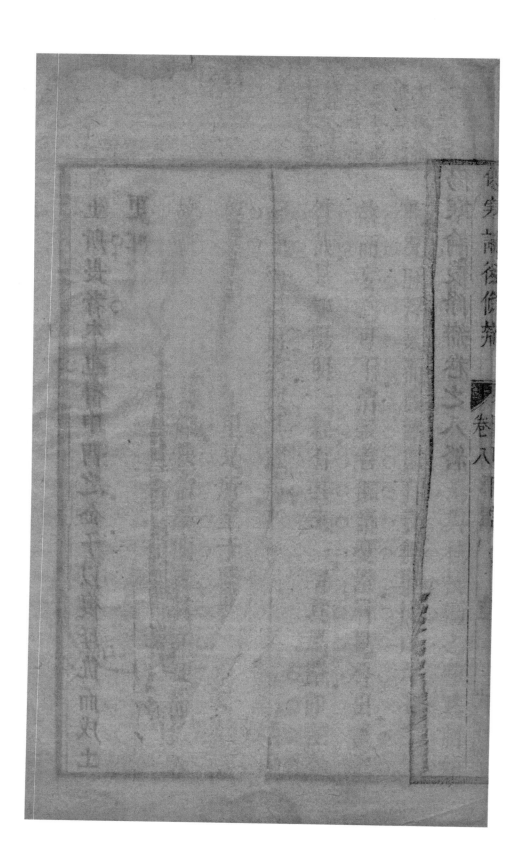

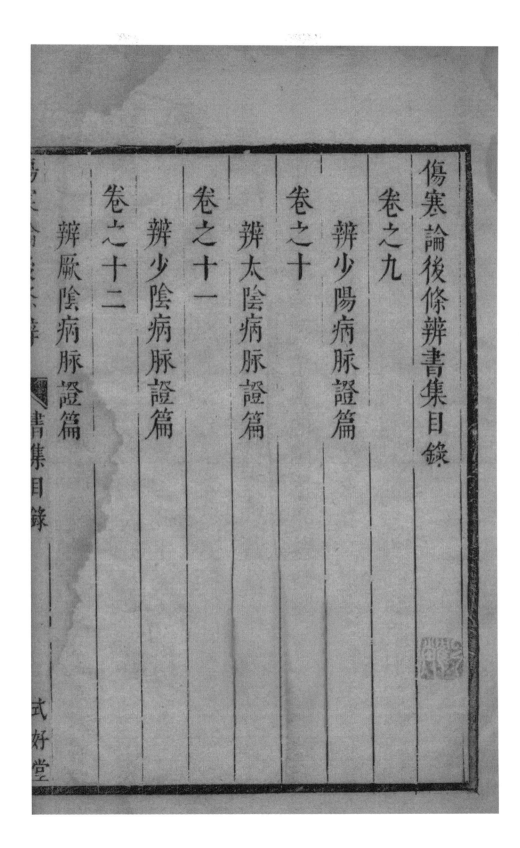

傷寒論後條辨書集目錄

卷之九

辨少陽病脉證篇

卷之十

辨太陰病脉證篇

卷之十一

辨少陰病脉證篇

卷之十二

辨厥陰病脉證篇

式好堂

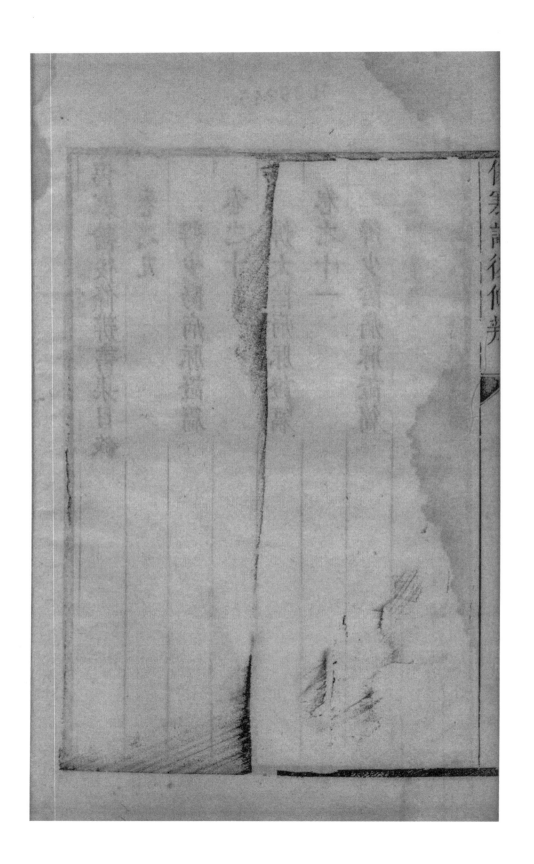

傷寒論後條辨卷之九

新安程應旄郊倩條註　門人朱元度月思校

辯少陽病脉證篇

少陽在六經中典開闔之樞機出則陽入則陰職

守最重非若他經之於表裏截然不相管攝也以

陽木而具風火之體凡容邪侵到其界裏氣輒從

而中起故云半表半裏之邪半表者指經中所到

之風寒而言所云往來寒熱胸脅苦滿等是也半

裏者指膽府而言所云口苦咽乾目眩是也表爲

寒裏爲熱寒熱互拒所以有和解一法旣以柴胡

解少陽在經之表寒黃芩和少陽在府之裏熱尤

恐陽神退而裏氣虛陰邪乘虛而起故以薑棗人

參預壯其裏氣三陽爲盡而三陰不受邪方成妙

筭觀其首條所揭口苦咽乾目眩之證終篇總不

十露要知終篇無一條不具有首條之證也有首

條之證而兼一二表證小柴胡湯方可用無首條

之證而只據往來寒熱等及或有之證用及小柴

胡府熱未具而裏氣預被寒侵是爲開門揖盜矣

邪在太陽所
陽明能招所
少陽能拒陽
明不招則太
陽之邪漸散
無端則太陽
拒則少陽不
邪撝驅發抵
一招一拒皆
根本經陽氣
為之主。

蓋裏氣虛則萬不能禦表也識透此訣方可讀仲

景少陽篇之論與夫條中之所示之所禁之所加

減而為從表從裏及一切斟酌之法不然汗吐下

之所禁未必犯及而先犯及本方之黃芩迨至七

八日而陽去入陰此時卽能救誤所失良多況入

陰卽見燥煩等證不遇明哲安識其為陰者故所

貴圖幾於早也余目擊世人之以小柴胡湯殺人

者不少非其認證不真蓋亦得半而止耳今余稍

稍條出裏幾其思過半乎

二

貳好堂

少陽證具而犯及汗吐下三禁防其屬胃所云發

汗利小便巳胃中燥煩實大便難是也少陽證未

其而犯及小柴胡防其寒中三陰諸死證此其當

失矣可不慎哉葢胃陽不衰三陰斷無受邪之理

少陽繞病木鬱而不得升輙來侵土所賴陽神用

事陰邪不至竊發凡少陽之有小柴胡為木火幾

欲通明者設苟無故而劀及其陽土懦則水凌土

熱未除中寒復起少陽失生發之氣亦復變為寒

〔木陽巳入陰世人猶曰傳經無寒憶嘻卽令傳經

無寒而誤服黃芩又安知黃芩之不爲直中乎是

可與賢者道也

少陽之爲病口苦咽乾目眩也

經曰太陽爲開陽明爲闔少陽爲樞表邪從開處

欲闔裡氣從闔處欲開兩邪互拒於其樞遂成少

陽之爲病矣少陽在人身爲甲木相火寄居於此

寄火無根故邪多從升處而見諸所絡之空竅口

苦咽乾者火因木欝而蒸也目眩者木因火煽而

搖也此少陽府邪見証屬之半裏與經邪之屬表

傷寒論後條辨　卷九

傳者對待方成半表裏首條揭此乃少陽之主證

貫及通篇凡用小柴胡湯須以此條作骨子半

表者表并全表至此巳離表之半而抵於少陽

之外界半裏者裏非全裏在此僅據裡之半而

角于少陽之內界表先而裏後表往而裏來表攻

而裏拒表為客邪裏為主氣表裏之間兩邪拼籠

各無進退是為相持從交開去表還於表分裏卸

其裏勢是為解局表并于裏則為熱是為入裏歟

陰篇中所云熱氣有餘者是也裏為表并則成寒

入裏不解則
成常蒸瘭瘍
入陰漸深則
為厥逆亡陽

三百
二一

是為入陰厥陰篇中所云陽氣退則為進者是也

少陽厥陰府藏雖不同病機頗同厥陰有陰陽之

勝復萬萬不可不慎進退進少陽有寒熱之往來

萬不可使其陽退入陰入裏不辨往從病

中釀出無陽之局則小柴胡不可不慎用也

傷寒五六日中風往來寒熱胸脇苦滿嘿嘿不欲

食心煩喜嘔或心中煩而不嘔或渴或腹中痛或脇

下痞鞕或心下悸小便不利或不渴身有微熱或欬

者與小柴胡湯主之

卷九

少陽無自受之邪俱屬太陽逼蒸而起故曰傷寒
中風非寒傷少陽風中少陽也職屬中樞去表術
遠邪必逼延而後界此故曰五六日少陽脉循脇
肋在腹陽背陰兩岐間在表之邪欲入裏為裏氣
所拒故寒往而熱來表裏相拒而囿於岐分故胸
脇苦滿神識以拒而昏困故嘿嘿木受邪則妨土
故不欲食膽為陽木而居清道為邪所欝火無從
泄逼炎心分故心煩清氣欝而為濁則成痰滯故
喜嘔嘔則木火兩舒故喜之也此則少陽定有之

此之云云以少陽在人身為遊部為紀也

證其餘或之云云者水體曲直邪之所湊尾表裏經絡之轉皆能隨其虛而見之不定之邪也據證皆太陽經中所有者特以五六日上見故屬之少陽合之上條彼為半裏此為半表兼而有之方是小柴胡湯證柴胡疏木使半表之邪得從外宣黃芩清火使半裏之邪得從內徹半夏能開結痰䐱濁氣以還清人參能補外虛滋肺金以融木甘草和之而更加薑棗助少陽生發之氣使邪無內向也至若煩而不嘔者火成燥實而逼胸故去人參

腹痛瀉之陰
諸少陽有此
由邪氣自表
之裡裡氣不
利所致

傷寒論後條辨〔卷九〕

半夏加瓜蔞實渴者燥已耗液而遍肺故去半夏

加瓜蔞根腹中痛者水氣散入土中胃陽受困故

去黃芩以安土加芍藥以戕木脅下痞鞕者邪既

留則木氣實故去大棗之甘而緩加牡蠣之鹹而

奕也心下悸小便不利者土被侵則水氣逆故去

黃芩之苦而伐加茯苓之淡而滲也不渴身有微

熱者半表之寒尚湊於肌故去人參加桂枝以解

之欬者半表之寒凑及於肺故去人參棗加五味子

易生薑為乾薑以溫之雖肺寒不減黃芩恐木寡

於畏也名方以小柴胡者配乎少陽而取義至於
制方之旨及加減法則所云上集得通津液得下
之故小柴胡
湯之治所謂
升降浮沉則
順之也

邪在少陽是
表寒裡熱兩
營而不得升

胃氣因和盡之矣○上條既揭出少陽之爲病故

此條只承以傷寒中風明示人以有首條之證故

得爲少陽病不然諸證只是傷寒中風耳木中之

火未起於少陽之爲病尚非全局面可見首條所

揭少陽之爲病關係最重不有少陽風寒長驅揭

入陰經誰爲之抵關者故有十三日過經不解者

全賴少陽之勢不解經雖過而風寒總未嘗過也

過經者從日
子計之也非
邪已過經也
不解者表邪

傷寒論後條辨　少陽篇　六　武好堂

仍在故也。

三言
二三

傷寒論後條辨　卷九

未嘗過者不得過也。

傷寒中風有柴胡證但見一證便是不必悉其

傷寒中風非另提頭從上條承下該盡往來寒熱

等之半表證言有柴胡證則專指首條口苦咽乾

目眩之半裏證言但見一證便是不必悉其緊貼

在傷寒中風上講上二句一直說下下二句跌轉

去說傷寒中風證之屬半表者多而雜柴胡證之

屬半裏者少而專無論傷寒中風有了首條之證

則柴胡已為定局其傷寒中風之屬半表者但見

病有本病有
相因之病三
焦有一不通
病則俱病法
在治其本病
相因之病以
解。

三百

三三

機受邪有表即不可竟汗有裹即不可竟下意

一悉為準。云便是云不必言外更見得便屬柜

不是處只以首條證有無為準不以傷寒中風證

一證便是矣此處說一證便是言外便有悉具都

傷寒四五日身熱惡風頸項強脇下滿手足溫而渴

者小柴胡湯主之。　　少陽篇

試舉一不必悉具之證例之傷寒四五日是邪之

逗留者尚未久然視其表已非全表矣惡風是表

而身熱惡風較發熱惡風已近裹一層項強是太

陽而頸項强較頭項强痛。自是低一步。況更有本

經脅下滿一專證以驗之。知離表之邪已抵於少

陽之外界。但使手足溫而渴之中。夾有口苦咽乾

目眩之半裏證而來。經邪欲隨府熱而化火。此其

兆矣。又何待往來寒熱等之悉其而小柴胡湯始

可主也。此證不但尚有太陽而身熱頭强已稍

兼陽明一以小柴胡主之者表裏經絡原自相遍

少陽其樞機也樞機一碍則無不碍從而舒之使

勾萌得達雖有他經之邪無不從樞機為宣暢小

柴胡證不罷
重在陽氣尚
此水火兩虧
生看

三百
二四

柴胡所以得和解之名也。

凡柴胡湯病證而下之、若柴胡證不罷者、復與柴胡

湯、必蒸蒸而振、却發熱汗出而解。

與不寧是也。即柴胡湯病證巳經誤治而裏證無傷

不妨仍作小柴胡湯處治有如下之一法柴胡湯

之所禁者犯此須防表邪乘虛而入壞病隨成不

復留此柴胡證耳若柴胡證不罷者則裏氣尚能

拒表樞機未經解紐復與小柴胡湯使邪氣得還

於表而陽神內復自當蒸蒸而振振後却發熱汗

傷寒論後條辨　少陽篇　八　式好堂

傷寒論後條辨　　卷九

出解解證如此者以下後陽虛之故不虛則無此

矣使舍柴胡而更用他藥其變證反有不可測者

不能食而脅下滿痛面目及身黃頸項強小便難者

與柴胡湯後必下重本渴而飲水嘔者柴胡湯不中

與也食穀者噦。

柴胡湯之所宜者雖不盡於上條而一隅三反可

以存乎其人矣顧有所宜即有所禁知柴胡湯之

所宜者不必柴胡證悉其而後宜之則知柴胡湯

得病六七日脉遲浮弱惡風寒手足溫醫二三下之，

之所禁者亦不必柴胡證之不具而後禁之請一
舉其例可乎只云得病不云傷寒其無少陽首條
之買證可知則六七日內亦不必詢其病之何從
得矣只據其脉證脉遲浮弱浮爲在表遲則爲寒
即在陽明已爲表熱裏寒之診況更加以弱脉之
陽氣怯懦可知不但無他裏證并無口苦咽乾目
虛證惡風寒而不發熱只此一脉一證徵之其爲
眩之半裏證可知僅賴胃中綫陽留此手足之溫
何至二三下而并奪去以致胃寒格及穀氣不能

傷寒論後條辨　卷九

不但此證尼
傷實食少而
渴當和胃氣
以回津液為
主白术茯苓
是也若用凉
藥損動胃氣
愈不能食矣

食矣○土虛無從安木脇下滿痛矣○土氣不內注則

外蒸面目及身黃矣○胃陽虛而筋脉失養頸項强

矣○胃汁竭而津液無輸小便難矣○較之前一條身

熱惡風頭項强脇下滿手足温而渴之證豈不依

稀悉其然○彼其裏熱此則中寒半表雖同半裏異

矣○温中救逆之不遑○奈何復以誤下變成之壞病

當柴胡末下之○經病治療後必下重者脾孤而五

液注下液欲下而已○無液可下則虛虛之禍因裏

寒而益甚耳○遇此之證○無論無裏熱證即有裏熱

幾微疑似之
間遂成壞病
段是虛及裏
氣引邪入內
故也。

證亦屬假熱柴胡湯不中與也聊拈一渴證以辯

別之前條之手足溫而渴者熱在裏自能消水今

本渴而飲水則嘔知其渴為津亡膈燥之渴中氣

虛而且冷究於胃陽何有然則柴胡湯之於少陽

豈可云但見一證便是乎又豈可云下之而柴胡

證不罷者復與柴胡湯乎食穀者噦言胃氣虛竭

也以和解表裏之柴胡竟成一削伐生氣之柴胡

似是而非袛緣首條之證未具於此知所禁即於

此知所宜非柴胡之有兩柴胡也。

傷寒論後條辨　少陽　十　武好堂

三二六

太陽病過經十餘日、心中溫溫欲吐、而胸中痛、大便

反溏、腹微滿、鬱鬱微煩、先此時自極吐下者、與調胃

承氣湯。若不爾者、不可與。但欲嘔、胸中痛、微溏者、此

非柴胡證。以嘔、故知極吐下也。

上條以胃虛證似柴胡、然更有胃實證似柴胡者。

實雖同、胃與膽不同、則模糊疑似之間、小柴胡一

方固不可用之於當溫而誤伐、尤不可用之於當

攻而誤和也。得舉一證例之、太陽病過經十餘日、

經難捉摸、只據證矣。心中溫溫欲吐、而胸中痛、是

卷九

言欲吐時之象溫溫者熱氣泛泆之狀欲吐則不
能吐可知胸中痛者從前津液被傷欲吐則氣逆
而耕及之故痛着一而字則知痛從欲嘔時見不
爾亦不痛凡此之故緣胃有邪畜而胃之上口被
濁熏也大便溏腹微滿鬱鬱微煩順是言大便時之
象氣逆則不下行故以大便溏為反大便溏則氣
得下洩腹不應滿煩不應鬱鬱今仍腹微滿鬱鬱
微煩凡此之故緣胃有呃留而胃於下後仍不快
暢也病屬陽明證反無陽明而只有少陽其中必

少陽

土

式好堂

有所誤故直窮其所以致證之由而後可從證上
認病未經吐下則諸證尚是經邪作滯邪未入裏
大便溏為真溏可責病根於少陽若巳經吐下則
諸證為液去胃虛邪得據裏大便溏為假溏病根
不在少陽而在吐下矣云先其時者見未吐下之
先向無此證因誤治而致其與柴胡證下之而
柴胡證不罷者自別緣吐下徒虛其上下二焦而
中焦之氣阻仕升降遂從津液乾燥處澀結成實
胃實則搪故曰進之水穀只從胃傍溜下不得胃

氣堅結之大便反溏雖云胃實腸虛而腸虛實由
胃實致之故溏者自溏而屎氣之留中者自攪擾
不寧而見出諸證其過在胃故與調胃承氣湯一
蕩除之緣病得之吐下則腹滿微煩之裏證與口
苦咽乾目眩之裏證深淺分自別中上部自別故
雖外證頗似柴胡總不以下法為顧慮不爾終是
柴胡證譔用調胃承氣為犯經矣夫以但欲嘔胸
中痛微溏莫非柴胡證而曰非柴胡證者從何處
辨以嘔辨之柴胡證喜嘔若經吐後木氣已達不

復有溫溫欲吐之象縱使誤吐少陽他證有變而

嘔證則必罷今仍溫溫欲吐知非柴胡證之嘔矣

只此一證斷其非則凡諸證之屬膽屬胃不須及

諦及之而在謂胃之爲宜在柴胡之爲禁已斷及

秋毫又何至爲病邪掩飾而致桃從李代也○仲

景之於醫心靈手敏不妨推爲醫門中離輸至於

精奇奧妙幻出病機於字句間處處從規矩上授

人以巧聊以此條拈之心中溫溫欲吐而胸中痛

大便反溏腹微滿鬱鬱微煩此十一字豈非於病

只此一邊而界在柴胡調胃間幾微辨似埃難剖析

上列出一呆題目令人做出一篇文章來合題定

治而題中有嘔有利欲於調胃上做此一篇文章

從何處下手仲景於題上巳看得有四篇文章須

覓存十篇做備卷塗抹去二篇方可從調胃承氣

一篇膽清出來世人不曾搜得其備卷及抹卷徒讀

其膽清文而贊之曰妙此瞎子親場附和而巳其

膽清之文則調胃承氣篇也此篇從先此時自極

吐下者八字結撰出來遂從背題處合題其工備

卷之文則柴胡篇也此篇從若不爾者四字結構

傷寒論後條辨 少陽 士二 式好堂

則厥陰四百六條證大便溏腹滿則太陰三百五

而心中温温欲吐則少陰三百八十條證胸中痛

痛發熱陽明不見身熱自汗少陽不見往來寒熱

摶俱在題前試從題中十一字讀去太陽不見頭

一膽清出來不作落卷矣其三其四抹去之文則結

嘔故知極吐下也設無極吐下字此卷定從嘔字

卷之故特從合題處批其背題曰此非柴胡也以

一側謂胃柴胡遂爲同題異義欲使人知其作偹

出來與前篇先此時極吐下者句共一輘輖一反

六條證煩證之在少陰條者更不止一二見三陰

備現而無一陽邪此處豈不是一篇理中真武現

成文字仲景從何處抹去止於題前冒上太陽病

三字則現證雖是陰而來病原是陽躁煩厥逆等

證未見未爲陽去入陰理中真武可抹矣理中真

武以太陽病三字被林郎抹處便現出一篇文章

來何從見之三陰秖從證上揣摩卻未露於題面

今太陽病則明明題前所有者以太陽病合上十

一字有吐有利豈非合病中一篇黃芩湯黃芩加

半夏湯文字乎仲景隨手抹去只於太陽病下湊

上一筆曰過經十餘日則病雖起於太陽而今經

中巳無太陽黃芩湯黃芩加半夏湯不復中式矣

於本題十一字不曾增一字減一字只於題之前

後安頓一二語便令文章有來路有卻路而一篇

墨卷直從三篇落卷中洗刷出來其落卷僅可存

作比勘使後人從此處悟出認題之法知合題中

不必果合背題處未必盡背只從題之前後左右

遙映側取中摘出眞題神來病邪到手自無躲閃

則只此一篇墨卷開我無盡藏之法門矣昔有人
問作文法於先輩者語之曰題之所有不必有題
之所無不必無此乃善作文者今余移此於醫曰
證之所有不必有證之所無不必無此乃善認病
者○傷中只據一嘔字在柴胡則如夫心煩而喜
嘔之經在陽明則犯及嘔多不可下之戒況得之
極吐下後而大便溏誰肯舍柴胡從調胃走險道
者即不然亦只於壞病中存一案嶷獄耳乃仲景
偏於嘔上劈去柴胡而於極吐下上劈去其嘔之

傷寒論後條辨　少陽　十五　式好堂

卷九

為柴胡嘔却先從吐下處細細錄及吐與大便中

苗見證之口供後直從病證參差處一搜出病之

根脚來益病在胃而根脚寶由極吐下也此處睚

真證確則欲嘔與大便溏俱是詭名詭證希圖掩

飾而胸中痛腹微滿鬱鬱微煩無非破綻滿盤假

局面只從嘔處磨勘之而柴胡得解綱調胃共伏

祇矣豪釐千里仲景辨別之細只在一字其巧生

於法乎抑法生於巧乎不特此也渴為柴胡證仲

景即從渴處翻柴胡嘔為柴胡證仲景即從嘔處

翻柴胡其餘以本經翻本經者在在是人於此
等處若仲景之葛藤不知無葛藤不生巧妙仲景
正欲人於此悟斬截之源頭也凡病之來詭詐萬
狀其間病真證真者千百無一二餘則莫非病真
證假之屬不得一玲瓏剔透之法于背面翻身橫
拖倒曳處皆帶睅睛十有九都被病形假粧假粉
一副花臉掩過去了何從認出病來謐不得病何
由治病經云有者求之無者求之虛者責之實者
責之病之無形迹者為虛此最玲瓏剔透法也仲
　　　　　　　　　　少陽篇　　　　十六　式好堂

中豈有活泆得玲瓏剔透者仲景乃更爲天下人

有人無氣脈是爲死人書無氣脈豈非死書死書

極富不過施珠玉錦繡于土木形骸耳于氣脈何

義字還字句還句如題起止縱使考核極工摭取

透之書顧讀者不會以玲瓏剔透泆讀之拘文牽

眼睛此之謂玲瓏剔透仲景業有此一部玲瓏剔

亦從虛處看破你背面翻身橫拖倒戽無處不有

得過有處終躲不過無處我縱不從實處看破你

景欲教人見病知源故特從此等處立泆彼縱躲

難之不得巳并於規矩中授人以巧故特從行間

墨下生出殺率設着機倪即一字之或鉤或引或

摺或翻皆開門戶皆藏關鍵偏於無筍頭處用筍

頭泌巴鼻處安巴鼻看去似乎尋盾拍來無不睹

令玄玄妙妙無非開人心竅引之入玲瓏剔透之

境使人能於一字上悟師則無往非師而煙雲滿

紙丘壑層生即無字無句處皆覺玄屑霏霏耳以

仲景十部開人悟頭書如此千百年來却被人塞

住悟頭塞住悟頭仍是傷寒二字此余所以痛恨

傷寒論後條辨　少陽篇　七　式好堂

傷寒論後條辨　卷九

於叔和之序例也即令其言有當已是一篇塡實
文字下水拖人并將仲景書扯入塡實一派矣況
背經畔聖處處是人一服迷塞心竅之藥仲景書
不得空靈者皆由人心竅先被迷塞此一服藥人
人肯信心喫者以其所樹者即仲景之招牌而貼
報單署藥袋名湯頭加引子無一不撼及內經之
傷寒字也以此盡惑天下誰不爲之傾動者但看
仲景論中曲盡內經之奧總不援着一句內經內
經亦是犯不得實從來犯實中必無好文章則犯

實中豈有好方法乎然則欲不犯實奈何曰以仲

景傷寒論三字比作蘇老泉之辨奸論讀去則無

論實處皆虛卽仲景之説是虛處皆仲景之辨非處

何也仲景以舉國若狂皆惑于傷寒二字特視人

所惑爲之立説以辨明之使人于此辨明便可於

此破惑此之謂傷寒論凡讀傷寒論者不可被叔

和將題目紏背去了便處處有好悟頭讀出來

三百
二七 傷寒六七日發熱微惡寒肢節煩疼微嘔心下支結

外證未去者柴胡桂枝湯主之

謂之支結
悶者非痞也
承解心下妨
活人云表證

此證未成陽
唱只是陽不
得入而爲理
氣所拒故兩
證俱見亦用
兩法均治耳

卷九

若柴胡證其而其間有兼表者又須帶及表治如

支結一證是其倒也結卽結胷之結支者偏也撐

也若有物撐擱在胸脅間較之痞滿實爲有形較

之結胸遜其沉鞕卽下條之微結也微言其勢支

言其狀證非純裏可知況未經吐下而得之六七

日則微嘔之與心下支結自是半表裏之邪爲小

柴胡湯證無疑矣但有表卽須照顧及表雖發熱

微惡寒不必發熱惡寒之甚殷節煩疼不必身疼

痛之兼然在半表中自是於太陽尚有所戀是爲

三百
二八

外證之未去．縱使使口苦咽乾目眩之裏證已具．而
本方自不得不合桂枝湯為主治矣

傷寒五六日已發汗而復下之．胸脇滿微結小便不
利渴而不嘔．但頭汗出往來寒熱心煩者．此為未解
也柴胡桂枝乾薑湯主之．

不徒此也傷寒五六日汗而復下．邪入而結矣．然
下在汗後邪入亦不深．故只從胸脇滿處見其結
是名微結明非裏結之甚也．責其病根實由汗下
亡津致經氣不流利．遂從表邪陷入處結滯使然

傷寒論後條辨

少陽

九

武好堂

即少陽受邪、即成風乾燥、火於結氣多、見於上焦胸脇間泡注只、宜升陽之升、閟液下小便、不利者亦自、莉矣。

傷寒論後條辨　卷九

非無表證以結滯不現耳以其津液少而內
燥故小便不利渴而不嘔以其津液乏而陽虛故
但頭汗出以其結滯在經而陽鬱故往來寒熱而
心煩表氣以此之故而留者裏氣遂以此之故而
拒此則未解之根因也治欲解表裏之和須是開
其結開其結須是復津液而助陽小柴胡湯不可
不主而又不能專主於本方中既減人參之助滯
更加桂枝之行津乾薑則加之以散滿栝蔞根則
加之以滋乾牡蠣則加之以破結是亦於和裏中

兼從津液上佐以解表之一法也○人身腹裏而
背表少陽行身之側爲半表裏故見證多胸滿脇
痛等然人身膈之下裏膈之上表少陽居清道而
協乎膈之間亦爲半表裏故見證更多胸滿痛及
痞結等然膈雖清道此處又分表裏則從淺深而
分也深則爲結胸邪由太陽已陷入裏必無半表
證淺則爲少陽必兼半表裏證結胸條所云傷寒五
六日熱結在裏復往來寒熱者與大柴胡湯是也○
痞證亦然此條之微結與上條之支結又是淺之

傷寒論後條辨　　　　卷九

三百
二九

淺者故須兼表治無表則結必不支不微○

傷寒五六日頭汗出微惡寒手足冷心下滿口不欲

食大便鞕脉細者此爲陽微結必有表復有裏也脉

沉亦在裏也汗出爲陽微假令純陰結不得復有外

證悉入在裏此爲半在裏半在表也脉雖沉緊不得

爲少陰病所以然者陰不得有汗今頭汗出故知非

少陰也可與小柴胡湯設不了了者得屎而解○

若其間有兼及裏證者則於小柴胡湯解後又不

得不帶及裏治矣請得而例之傷寒五六日當成

拒候半裏之熱以怫鬱不能外達故頭汗出半表
之寒以持久不能解散故微惡寒而邪互拒知陽
氣鬱滯而成結矣唯其陽氣鬱而滯也所以手足
冷心下滿口不欲食唯其陽氣結也所以大便鞕
滯之脉所以脉亦細所云陽證似陰者此其類也
此條之結兼從大便鞕上說既有結滯之證便成結
說與上二條之結稍不同
但結有陰陽不同卽陽結亦有微甚不同陰結為
寒總無陽熱頭汗出證而陽結甚者又必表邪盡
斂入內陽熱之勢方深其證則不惡寒反惡熱今

皆不然此為陽微結熱雖結而不甚也所以然者

以有微惡寒之半表在故結亦只半在裏而不甚。

至於脉沉雖似裏陰則又有頭汗出證以別之故

凡脉細脉沉脉緊皆陽熱鬱結之診無關少陰也

可見陽氣一經鬱結不但陽證似陰并陽脉似陰

矣。既非有寒無熱腎陰結又非表盡歸裏胃陽結

兩路盪開自推出一半裏半表結證來只緣表邪

人裏未盡欲外達又不能達所以結中仍現表形

樞機受邪也凡證居陰陽表裏間俱生小柴胡湯

故只據頭汗出一證。其人陽氣鬱蒸。必夾苦口咽
乾目眩而成其餘半在表證但一審之微惡寒而
凡往來寒熱等證不必一具。即可作少陽病處治。
與以小柴胡湯矣。設不了了者。結勢已解但從前
所云大便鞕之屎未太耳得屎自解此四字着得
活裏結之與半裏結尚有調胃大柴胡之分此則
不必責之於胃幷不必責之於經即大柴胡與柴
胡加芒硝湯皆所當斟酌者耳。此證類於厥微
熱亦微異處只在有微表驗其得解須是沉緊脉

傷寒論後條辨　卷九

還於序大汗出而手足温。○二百二十五條本明

其非柴胡却偏極力摹出一脇下滿頸項强手足

温而渴少陽證來此條本明其為柴胡非少陰却

偏極力摹出一手足冷心下滿口不欲食脈細脈

眼花撩亂處繙出鴛鴦譜撥示之以金針也更合

沉緊少陰證來非故臨崖立馬以示險正從人世

前後數條讀之知仲景之傷寒論卽象棊譜中之

金鵬十八變也玄妙都從絕處逢生死中得活上

設局使人于此等處得手則天下無不得手之處

故讀仲景書不當在多處讀滿盤皆死碁及至活
來只是一二著須知此一二著內另有仙

傷寒十三日不解胸脇滿而嘔日晡所發潮熱已而
微利此本柴胡證下之而不利今反利者知醫以丸
藥下之非其治也潮熱者實也先宜小柴胡湯以解
外後以柴胡加芒硝湯主之

胸脇滿而嘔日晡所發潮熱此傷寒十三日不解
之本證也微利者已而之證也本證經而兼府自
是大柴胡能以大柴胡下之本證且罷何有於已

少陽

武好堂

傷寒論後條辨 卷九

去者非所置。
爵者非所謂
溏者非所太
故溏者自溏
結者自結而
結者呼結溏而
者益溏矣。

而之下利乃醫不以柴胡之辛寒下。而以九藥之

毒熱下雖有所去。而熱以益熱遂復留中而為實。

所以下利自下利而潮熱仍潮熱蓋邪熱不殺穀。

而逼液下行。謂云熱利是也。潮熱者實也恐人疑

攻後之下利為虛。故復指潮熱以證之此實得之

攻後究竟非胃實不過邪熱搏結而成只須於小

柴胡解外後但加芒硝一洗滌之以從前已有所

去大黃并可不用蓋節制之兵也。

太陽病過經十餘日反二三下之後四五日。柴胡證

仍在者先與小柴胡湯嘔不止心下急鬱鬱微煩者

為未解也與大柴胡湯下之則愈

太陽病過經十餘日邪不入裏知此際已其有柴

胡證矣觀下文柴胡證仍在字可見醫乃二三下

之此之謂反下後不無傷其裏氣驟然用及小柴

胡防犯及前條後必下重食穀者噦故徐而侯之○

後四五日柴胡證仍在則樞機尚未解散先與小

柴胡湯和解之若嘔不止知其下已成堵截也其

人必心下急鬱鬱微煩急者喘促之狀勢不為嘔

〇少陽活

武好堂

緩也鬱煩者熱不為嘔越也此則從前慎下時已

薄及半表裏邪留結于膈之上下使然膈上之邪

已經小柴胡解去而膈下之結未去氣無從降故

逆上不已也用大柴胡一破其結留者去而逆氣

下行矣此上病治下之法也○此條與陽明經嘔

多雖有陽明證不可下之條細細酌量陽明證嘔

在上而邪亦在膈之上此條嘔不止與前條但欲

嘔嘔在上而邪却在膈之下已屬胃可下

不可下此等處最不容誤○木氣上達必無嘔證

用小柴胡湯後仍見嘔便屬府邪爲病不當責邪

於經矣前條以嘔故知極吐下也亦是此義○用

小柴胡處不詳其證且云四五日何其紆遲以其

證有干礙處故示人以愼恐下後之柴胡證亦不

足憑故墨之用大柴胡處兼及吐時之餘證直云

與之愈何其決捷以證無模稜故示人以斷能斷

及證中之證自不至犯及柴胡之禁故詳之

三
二
三
百

傷寒陽脉濇陰脉弦法當腹中急痛者先用小建中

湯不差者與小柴胡湯主之

凡表半邊有
實邪者裏半
邊遂成虛位。
小柴胡之用
人參半夏者
此也虛易生
寒故有腹中
痛悸緊則只
去黃芩加芍
藥急則建中，
無邪熱者本
從此求之表
方不可用柴

傷寒論後條辨　卷九

至於證屬少陽固宜和解而中氣虛寒不能拒邪
者又不妨依他經急救其裏後救其表之層次法。
用及小柴胡湯。如傷寒見弦脈自是少陽本體乃
陽脈濇而徒陰脈弦則陽神不足陰氣潛羈裏寒
豈能拒表所以法當腹中急痛雖腹痛亦柴胡或
中之一證乃脈濇而痛且急則陽去輒欲入陰雖
有少陽諸兼證俱作緩圖只宜建中湯先實其虛
先溫其裏從中州和及營衛弦濇已夫腹痛已止
從此不差然後用本方小柴胡湯一和解之庶幾

者本方不可
用黃芩矣又
須知陽邪脇
痛皆營衛搆
窩之故

三百
三三

裏陽巳經先復陰邪不至襲入耳較之上三條彼

則宜用小柴胡湯用之不得不先此則宜用小柴

胡湯用之不得不後此之謂法

太陽病十日巳去脈浮細而嗜臥者外巳解也設胸

滿脇痛者與小柴胡湯脈但浮者與麻黃湯

至於邪巳解後無復少陽而疑似之間尚當看證

審用小柴胡湯如大陽病十日巳去脈浮細而嗜

臥者較之少陰為病之嗜臥脈浮則別之較之陽

明中風之嗜臥脈細又別之脈靜神恬解證無疑

玉肯堂曰此
條當是太陽
少陽合病胸
滿雖與前條

傷寒論後條辨

少陽

武好堂

同而脉浮細，
皆臥則爲表
邪已解胸痛
爲少陽有邪
故與柴胡若
脉但浮者又
當先治太陽
此此是設爲
麥通之言非
爲服柴胡而
脉浮也。

三百
三四

矣。但解則均解，必無外證之未罷。設於解後尚見
胸滿脇痛一證，則浮細自是少陽本脉，嗜臥爲膽
熱入而神昏，小柴胡湯豈堪委置乎。脉但浮者，與
麻黃湯彼已現麻黃湯脉，自應有麻黃湯證符合
之，縱嗜臥依然，必不胸滿脇痛可知，此則無煩小
柴胡湯之顧慮耳。

服柴胡湯巳渴者，屬陽明也，以法治之。

可見小柴胡之於少陽，不特推爲主方，而補偏救
敝無不主之。但偏有不能盡術敝，有不能盡救者。

又須另議善後之法矣渴亦柴胡或中之一證然○

非津液搏聚水飲停逆則不渴故服柴胡湯渴反○

止若服柴胡湯巳渴者非關津搏水逆熱入胃而○

耗精消水矣此屬陽明治在陽明有經有府自當○

議法於葛根白虎調胃間非爾柴胡湯事也○

本太陽病不解轉入少陽者脅下鞕滿乾嘔不能食○

往來寒熱尚未吐下脉沉緊者與小柴胡湯若巳吐○

下發汗温鍼譫語柴胡證罷此為壞病知犯何逆以○

法治之 ○

少陽

傷寒論後條辨

毛

此與十棗湯
證頗相類，而
彼屬裡未和，
此屬半表裡，
彼則不惡寒，
此有往來寒
熱也。

傷寒論後條辨 卷九

本太陽痛不解轉入少陽者從前太陽證不必詰
只據而今若脇下鞕滿乾嘔不能食往來寒熱少
陽證巳具，豈唯太陽藥不復用，果源委未經吐下
而來雖脉沉緊不得爲少陰病也只屬邪困於經
使然何所忌而不以小柴胡湯之和解爲定法合
之上條彼於柴胡證去路得清楚，故不使渴證攔
入小柴胡此於柴胡證來路得清楚，故不使沉緊
脉妨及小柴胡也究竟沉緊非小柴胡本脉其所
以與之者以未經吐下故不妨舍脉從證耳若巳

吐下發汗溫鍼何必脉變只須增出讝語一證便
是柴胡證罷為壞病此則治之之逆使然察其所
犯何逆而於法外議法則夸乎其人又不得復泥
定前證以不用小柴胡致壞今更用之治壞使一
逆再逆也○此條云知犯何逆以法治之柱枝壞
病條亦云觀其脉證知犯何逆隨證治之只此一
觀字一知字已是仲景見病知源地位亦卽仲景
料度府藏獨見若神地位了豈尋常卒猝間事自
是觀字知字上先有源頭源頭上先有工夫得來

傷寒論後條辨

卷九

仲景教人觀脉觀證故教人於辯脉辯證上討源○辯字是工夫觀字是効驗源頭安在在二脉仲景所由以二脉弁傷寒論而隷之曰法使人以法去辯痓濕暍自得痓濕暍之源頭而不為痓濕暍所感以法去辯六經自得六經之源頭而不為六經之所感以法去辯霍亂等證自得霍亂等之源頭而不為霍亂等證所感之傷寒如是推之雖病亦如是推之本病如是推之壞病亦如是脉證稍有參差源頭已先釐剔故可汗可下在我而

不在病不可汗不可下亦在我而不在病此之謂
見病知源藏府上得其源頭則於脉證上只須一
觀而已不必用甚工夫隨證治之莫非以法治之
也世人於辯脉辨證上無工夫則觀脉觀證只是
瞎觀而已安有裁決所以不依樣葫蘆能令病壞
及至依樣葫蘆又令病壞徒費仲景一片精神命
脉劈盡天下總不是竅門推求其故何嘗不於仲
景法上用竅門只是不曾於仲景法上討竅門耳
討竅門與用竅門自是兩截事今之人急於醫病

傷寒論後條辨〔卷九〕

誰肯作兩截事做者○人只知仲景制方之妙不

知仲景之神機廟算不在方而在用方摘兵也○

用方則將兵者有機焉有竅焉機也竅也汰也只

就小柴胡一方合前後數餘條縱觀之出出入入

何嘗生龍活虎豈是呆配着一句耳聾脇痛寒熱

嘔而口苦之賦者此其中另有龍韜虎畧在試詳

一百一十三方何非仲景手製不講于仲景之法

都是妙方用來都未必妙也

三百三六

傷寒脈弦細頭痛發熱者屬少陽少陽不可發汗發

汗則譫語此屬胃胃和則愈胃不和則煩而悸

從前諸治例雖有兼表兼裏審用之不同然總不

出和解一法和而外若發汗若吐若下皆少陽

一經之所禁也緣膽為中正之官無出入竅其能

獨任拒邪之功者全賴中土連營輸以津液有此

不竭之府故拒力不難孤而且夫一或犯及所禁

則和議不成津粮先劫彼何恃以無恐勢激則從

此引邪入裏圍解則從此任邪入陰墮軍實而長

寇譽禍却關於中土故所禁最為凜凜請以汗例

傷寒論後條辨

少陽

三十

式好堂

而客水得凌心分故悸唯發少陽汗則有此其可
而煩者小建中湯主之之條也津液竭故煩土虛
則煩而悸當是小建中湯以下有二三日心中悸
處云屬胃胃虛故也和胃不曾出方然玩胃不和
反乘而得讝語也凡仲景論讝語多該鄭聲說此
證未其柴胡且難用況汗之乎宜胃液被奪木勢
虛突入雖是太陽證據脉即屬之少陽矣少陽裏
若傷寒脉弦細見此則半裏之氣素虛表邪得乘
之汗莫宜於頭痛發熱以其為太陽病之表證也

註脚

輕汗乎○以此條承上并可作上條後半截壞病

太陽與少陽併病頭項強痛或眩冒時如結胸心下
痞鞕者當刺大椎第一間肺俞肝俞愼不可發汗發
汗則譫語脉弦五六日譫語不止當刺期門
知少陽之不可發汗則可廣及之併病矣太陽之
脉循頭目少陽之脉循胸脇今此之併病尚太陽有
餘而少陽不足故頭項之強痛專主而眩冒與如
結胸之痞鞕僅或而時焉似可發汗不知已有少

少陽

至

式好堂

陽輒不可發汗只可刺肺俞以瀉太陽太陽則與
肺通刺肝俞以瀉少陽肝則與膽通也苟不知此
而發汗則表邪雖去胃液全虛土虛乘以盛木安
得不讝語脉弦五六日讝語不止此則胃以貢而
不讝語處瀉胃止好從脉弦
約結難以刺期門外無法一誤不堪再誤也○少
處瀉肝舍刺滋也萬不宜從讝語處瀉胃止好○少
陽職司開闔全賴胃氣滋培之胃氣盛則為我司
闔而外拒胃氣衰則不顧其開而内乘故邪在少
陽只是照料胃液為主此大法也

風傷氣風則
爲熱氣壅而
熱故耳聾目
赤胸滿而煩
也

少陽中風兩耳無所聞，目赤胸中滿而煩者，不可吐

下，吐下則悸而驚。

更以吐下例之性莫宜於煩下莫宜於滿邪在表

裏固於少陽無得也若少陽中風表陽驟侵裏界

矣兩陽互拒則互煽故風熱壅盛而氣閉神昏其

人乃兩耳無所聞目赤少陽證候告急倍常如此

則胸滿而煩自是連及之證其可吐下乎吐下則

津液衰去而神明無主必悸而驚從此不得不多

方議治議救胡爲輕吐下以自貽伊戚也。此與

少陽

式好堂

傷寒論後條辨　　卷九

傷寒脉弦細條皆是表邪直犯少陽不從太陽透
迤來者故總無四五日六七日字前條寒邪暴侵
裏氣不及拒故證皆全表畧無半裏證而脉見弦
細此以窘促告也此條風邪暴犯裏證以全力拒
之故於半裏證中增出兩耳無所聞目赤界內俱
見戒嚴故胸中滿而煩此以張皇告也此兩證者
皆出不虞卽用小柴胡自是違常不無有加減法
然亦不得因寒純用熱因熱純用寒消息存乎其
人耳〇是兩有熱救胃用亦惟潘在脉法不必

太陽少陽併病,心下鞕,頸項強而眩者,當刺大椎肺

俞肺俞,慎勿下之。

知少陽之不可吐下則又可廣及之,併病矣,此之

併病心下鞕居首,頸項強而眩次之,似尚可下不

知少陽三法俱禁,只可刺而慎勿下也。

太陽少陽併病而反下之,成結胸,心下鞕,下利不止,

水漿不下,其人心煩。

苟不知所禁而誤下之。關鍵洞開任邪陷入表邪

留而成真結胸,心下鞕,矣裏氣虛而木來尅土下

利不止水漿不下矣加之以心煩神明被擾而撓
亂無主是成危候矣雖前條刺期門之法亦無所
用之其可輕下乎

三百
四一　傷寒三日三陽為盡三陰當受邪其人反能食不嘔

此為三陰不受邪也

緣少陽之在六經司陰陽開闔之樞出則陽入則
陰所關係不小全賴胃陽操勝木不能剋而始能
載木以拒邪所以三陽為盡之日其人反能食不
嘔即三陰當受邪不受也知此而又安敢妄行汗

此與下條合
上太陽篇九
十五條卻又
是熱病亦有
不傳及三陰
之註腳也

吐下.重傷及胃平.

三三

傷寒三日.少陽脉小者.欲巳也.

卽以脉論其人能食不嘔.三陰雖不受邪.猶恐脉
尚弦大.陽邪一時未退.若更得脉小.則陽得陰以
和.是邪盡退而正來復.胃土允無木侮矣.

三四

傷寒六七日.無大熱.其人躁煩者.此爲陽去入陰也.

至若傷寒六七日.其人不能食而或嘔.則脉反慮
其小矣.身無大熱.知陽邪至此巳爲蒿矢之末.而
由躁而煩.知陰邪衮接巳成窬發之機.陽去入陰

少陽

式好堂

傷寒尚論後篇 卷九

非陽明貢少陰不至此豈七八日前畧無一二少陽裡證足為角拒者不知陽何故去陰何故入豈仲景法中獨遺此一條法乎凡變理陰陽為事者思之重思之矣○合上三條讀來能食者不可因此而議攻使本不入陰者反入陰脉小者不可因此而議補使欲已者反不已至於無大熱而躁煩者巳屬剝復關頭不可因躁煩而遷疑束手緩于挽救使入陰竟作沉淪兜也

三三
四四
傷寒二三日心中悸而煩者小建中湯主之○嘔家

不可與建中湯以甜故也。

可見陽去入陰必有其先兆善治者急宜杜之於

未萌矣心中悸而煩則裏氣虛而陽神易為陰襲

建中湯補虛和裏保中州以資氣血為主雖悸與

煩皆小柴胡湯中兼見之證而得之二三日裏證

未必便具小柴胡湯非所與也

三百
四五

傷寒脈結代心動悸者炙甘草湯主之。

又以脈論邪氣留結曰結正氣虛衰曰代傷寒見

此而加以心動悸乃真氣內虛畏邪欲傳而預自

傷寒論後條辨　少陽篇　二十五　式好堂

續代由血氣
虛哀不能相
二續也心中悸
動知其氣內
虛也

傍徨也炙甘草湯益陰寧血和榮衛以健脾胃爲

主雖動悸爲小柴胡或有之證而脉得結代非有

表復有裡之證小柴胡湯非所與也○大陽變證

多屬亡陽少陽變證兼屬亡陰以少陽與厥陰爲

表裏榮陰被傷故也小建中湯炙甘草湯皆是和

榮養陰氣爲治○

三百
四六

太陽與少陽合病自下利者與黃芩湯若嘔者黃芩

加半夏生薑湯。

又如太陽少陽合病半表半裏之邪不待太陽傳

此之合病者。下利而頭痛。胸滿或口苦。咽乾目眩或往來寒熱。故自下利若挾痰飲則嘔也。

逓而即合太陽並見樞機已從外向。經氣不無失

守。所以下利則裏陰虛而陽熱漸勝。故用黃

芩湯清熱益陰。招回外向之半裏而半表之勢自

解。柴胡弁可不用也。若嘔者加半夏生姜。此則畧

施破縱之法。使邪無留結耳。以上諸治皆輔小柴

胡湯之所不逮。而於和解一法。始無滲漏益法之

備也。

少陽病欲解時。從寅至辰上。

木旺於寅卯辰。陽中之少陽逼于春氣乘旺而解

傷寒兪後條辨　少陽篇　二六　式好堂

三三
四八

婦人中風發熱惡寒，經水適來，得之七八日，熱除而

脉遲身凉胸脅下滿，如結胸狀，讝語者，此為熱入血

室也。當刺期門，隨其實而瀉之。

至于婦人中風傷寒，治法分經稍同男子，而唯熱

入血室一證，則必從少陽主治。因不妨附及之，如

婦人中風發熱惡寒，自是表證，無關於裏，乃經水

適來，且七八日之久，於是血室空虛，陽熱之表邪

乘虛而內據之，陽入裏，是以熱除而脉遲身凉，經

也。

停邪是以胸脇滿如結胸狀陰被陽擾是以如見
鬼狀而讝語凡此者熱入血室故也夫血室繫之
衝任乃榮血停留之所經脈所集會也邪熱入而
居之實非其所實矣刺期門以瀉之實者去而虛
者回卽瀉法爲補法耳

婦人中風七八日續得寒熱發作有時經水適斷者
此爲熱入血室其血必結故使如瘧狀發作有時小

柴胡湯主之。

復有熱入不讝但寒熱間作如瘧者其血必斷斷

少陽

三七

式好堂

傷寒論後條辨　卷九

者蓄而結也前條之熱入血室由中風在血來之

前邪肯容血空盡其室而入之室中累無血而渾

是邪故可用刺法盡瀉其室此條之熱入血室由

中風在血來之後邪乘血半離其室而入之血與

熱搏所以結正邪爭所以如瘧狀而休作有時邪

半實而血半虛故只可用小柴胡為和解法

婦人傷寒發熱經水適來晝日明了暮則譫語如見

鬼狀者此為熱入血室無犯胃氣及上二焦必自愈

復有晝明夜昏譫語如見思祟者血屬陰夜則陰

三百卅十

盛故乘盛而爭也無犯胃氣以禁下言汗犯上焦

吐犯中焦是三法皆不可也與其妄治不如俟經

期再臨邪熱當隨經而出不解自解○

正邪分爭往來寒熱休作有時默默不欲食藏府相

血弱氣盡腠理開邪氣因入與正氣相搏結於脇下

連其痛必下邪高痛下故使嘔也小柴胡湯主之

此總上三條而申明之以決言小柴胡爲的于用

之意血弱氣盡以經水之適來適斷言也腠理開

邪氣因入以中風傷寒之熱入血室言也與正氣

少陽

三六

武好堂

相摶結于脇下指胸脇下滿如結胸狀言也正邪

分爭往來寒熱休作有時指續得寒熱及如瘧狀

等言也默默不欲飲食此又從上三條外補出而

晝日明了暮則讝語如見鬼狀又包在言外矣藏

府相連指熱入血室之厥陰肝與主往來寒熱之

少陽膽言而明其義也其痛必下則知胸脇滿處

必兼痛發所云如結胸者是也高字指表言下字

指裏言邪高在表雖屬少陽痛下在裏已連厥陰

陽摶及陰故下痛上嘔病則均病耳嘔字又從上

卷九

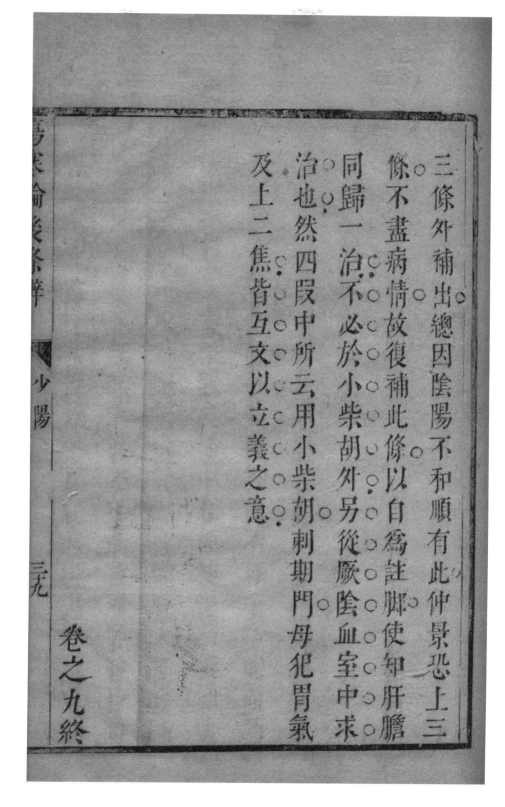

三條外補出總因陰陽不和順有此仲景恐上三
條不盡病情故復補此條以自爲註脚使知肝膽
同歸一治不必於小柴胡外另從厥陰血室中求
治也然四叚中所云用小柴胡刺期門母犯胃氣
及上二焦皆互文以立義之意

傷寒論後條辨卷之十

新安程應旄郊倩條註

辨太陰病脉證篇

太陰以脾為藏脾其坤靜之德而有乾健之能不

於陰中助陽乾何由健故首以不可下為戒而急

法以宜溫太占了狀矣條中有桂枝湯而無麻黃

湯桂枝胎建中之體無得於溫也僅有大實痛一

證只加大黃並無三承氣之犯猶且以脾弱易動

為慮曰設當行大黃芍藥者宜減之諄切至矣究

太陰

一

式好堂

其肯要唯脾家實腐穢當去七字乃一篇之大關
鍵溫之宜四逆輩意在實脾云耳脾實則邪自去
首尾照應如此至於中風一條不但無三陽中風
之加劇而反期之以自愈陰得陽以化即此可該
至陰之治法矣○東垣一生學問全從太陰篇得
力脾家實腐穢當去所以有補中調中之法脈浮
者可發汗所以有升陽益氣之法其易桂枝以升
柴者以太陰在傷寒多虛寒在內傷多虛熱耳且
仲景所論者太陰與陽明各而東垣所治者太陰

與陽明俱也雖不曰溫之宜四逆輩而補中益氣

湯例援及甘溫除大熱一語包蘊無窮矣若果屬

虛寒則東垣之草豆蔻丸木香順氣湯葦正白難

也仲景之傷寒論則曰吾道一以貫之東垣之脾

指屈也余嘗以東垣之於仲景猶曾子之于夫子

胃論則曰夫子之道忠恕而已矣惜乎少門人之

一間遂令仲景自仲景東垣自東垣而傷寒內傷

舉世視為兩岐矣

太陰之為病腹滿而吐食不下自利益甚時腹自痛

若下之必胷下結鞕。

太陰爲寒藏藏寒則病自是寒何至有傳經爲熱

之理使陽入陰則化陰爲熱則火入水亦能變水

爲火智者當不爲津不到嘔句惑也太陰以濕土

而司轉輸之職喜溫而惡寒違其所喜投以所惡

土乃病矣故所見一俱屬裡陰陽邪亦有腹滿得

吐則滿去而食可下今腹滿而吐食不下則滿爲

寒脹吐與食不下總爲寒格也陽邪亦有下利狀

午微作甚而痛隨利減今下利益其時腹自痛則

痕爲中部胃
與脾兩土之
胃病輒妨及
脾脾病亦妨
及胃陽明兄
弟陽鬱及脾
必多上嘔而
下結太陰兄
證陰填及胃

設多二正而
正利
三
二百

胸下結鞕總
非胸邪與熱
實結胸亦異
歟

腸虛而寒益留中也雖曰邪之在藏實由胃中陽
乏以致陰邪用事升降失職故有此下之則胸下
結鞕不項上文吐利來直接上太陰之為病句如
後條設當行大黃芍藥者亦是也曰胸下陰邪結
於陰分異于結胸之在胸而且按痛矣曰結鞕無
陽以化氣則為堅陰異於痞之濡而奭矣彼皆陽
從上陷而阻圄此獨陰從下逆而不歸寒熱大別
自利不渴者屬太陰以其藏有寒故也當溫之宜
四逆輩

傷寒論後條辨　太陰篇　三

式好堂

陽經自利多
渴者水去則
熱增也太陰
濕勝而寒在
藏更不同少
陰之君火在
上厥陰之燥
氣在經故獨
不渴

傷寒論後條辨　卷十

下之而心下痞鞕以其病之在藏便宜用溫人之

不用溫者不過狐疑于寒熱二見耳不知不難辨

也渴為熱不渴為寒審是而自利不渴者知屬太

陰之寒藏自是溫宜四逆輩矣即自利一證推之

凡嘔吐腹滿腹痛等何莫不以是斷而用溫矣

三陰同屬寒藏少陰有渴證太陰獨無渴證者以

其寒在中焦總與龍雷之火無涉少陰中有龍火

底寒甚則龍升故自利而渴厥陰中有雷火故有

消渴太陽一照雷雨收聲故發熱則利止見厥利復

太陰病、脉浮者可發汗、宜桂枝湯。

他經之邪薄於太陰非太陰藏病也如病在太陰

而脉浮尚見太陽則凡吐利腹滿腹痛等證皆由

太陽寒水海極脾土所致病雖見出陰經病邪却

原是陽分邪仍從表入者仍從表出宜汗以桂枝湯

而不必温及藏也

本大陽病醫反下之因而腹滿時痛者属太陰也桂

枝加芍藥湯主之。

此太陰中之
太陽也雖
裡病仍從太
陽表治方不
引邪入藏

三四

溫之一字爲太陰吃緊之法其有不必溫者則必

傷寒論後條辨

不寧此也誤下太陽而成腹滿時痛太陰之證見

矣病安得不屬之太陰胠責其本只是營衛內陷○

表邪雷滯于太陰非藏寒病也仍從桂枝倍升舉○

陽邪但倍芍藥收欽之蓋邪陷已深輒防脾陰隨○

表藥而外淺耳○

　　　三百
　　　五五　大實痛者桂枝加大黃湯主之○

不寧此也誤下太陽致前證大實而痛者此則陷○

者久畱于上部致滯者遂實于中焦於證似可急○

下胠陰實而非陽實仍從桂枝倒升舉陽邪但加

大黃以破結滯之物使表裏兩邪各有去路則寒

隨實去不溫者自溫矣○二證雖屬之太陰然來

路實從太陽則脈必尚有浮者存

太陰爲病脈弱其人續自便利設當行大黃芍藥者

宜減之以其人胃氣弱易動故也

雖然病有對待陰陽區別處不可輒援彼治此也

前二條之行大黃芍藥者以其病爲太陽誤下之

病自有浮脈驗之非太陰爲病也若太陰自家爲

病則脈不浮而弱矣縱有腹滿大實痛等證其來

五

傷寒論後條辨〔卷十〕

胃氣二字為
人身根本五
藏六府有病
皆宜照料及
不獨太陰也

路自是不同中氣虛寒必無陽結之慮目前雖不
便利續自便利只好靜以俟之大黃芍藥之宜行
者且减之況其不宜行者乎誠恐胃陽傷動則洞
泄不止而心下痞鞭之證成雖復從事於溫所失
良多矣胃氣弱對脉弱言易動對續自便利言太
陰者至陰也全憑胃氣鼓動為之生化胃陽不衰
胛陰自無邪入故從太陰為病指出胃氣弱來之
有府猶妻之有夫未有夫主得令而外
侮得及其妻者六經皆作如此体認
傷寒脉浮而緩手足自溫者繫在太陰太陰當發身

傷寒有經氣
自病而後來
客邪者有客
邪為病而來
改經氣者太
陰脈浮而緩知
手足自溫知
其人經氣不

黃若小便自利者不能發黃至七八日雖暴煩下利

日十餘行必自止以脾家實腐穢當去故也。

所以然者脾家貴在實虛則容邪實則拒邪也何

以驗之如傷寒脈浮而緩陽脈非陰脈也手足自

溫陽邪非陰邪也據脈與證似貼太陽表邊居多

然表證初不一見則雖非太陰亦可繫在太陰矣。

太陰得浮緩手足溫之脈證則胃陽用事自無藏

寒之病陰鬱或有之。小便不利必發黃雖發黃不

為陰黃若小便自利者不能發黃陰欲鬱而陽必

病雖有客邪、
不能為害所
貴陰病見陽
脉者以此

陽經必緊熱
唯陰經無發
然此只手足
溫故發得中
風脉之浮緩
不得係忘大
陽始係之方
陰脉非陽欠
陰病盖皆脉
清穀手足溫
者此

三三
五九

驅至七八日雖暴煩下利日十餘行必自止所以

然者脉不沉且弱而浮緩手足不冷而自溫陰得

陽以周護則不寒不寒則不虛是為脾家實經

曰陽道實陰道虛陰行陽道豈肯容邪久住此則

腐穢當去故耳夫脾家實則腐穢自去則邪在太

陰自是實脾二字為第一義矣前之所禁在下而

所垂在溫非職此故哉。

太陰中風四肢煩疼陽微陰澁而長者為欲愈

所以陰經中風與陽經中風亦自不同在陽經則

菁

陽與陽搏而病進在陰經則陰得陽引而邪出太

陰但見四肢煩疼便是風淫末疾之象不必盡現

陽脉也於陰微陽澀太陰本脉中時兼一長已徵

藏邪向府出而欲愈矣辨脉云陰病得陽脉者生

不過要人在温字上作工夫也

太陰病欲解時從亥至丑上

解從亥子丑者亥陰退子陽進氣丑中之土得

承陽而旺也

傷寒論後條辨　太陰篇　七　式好堂

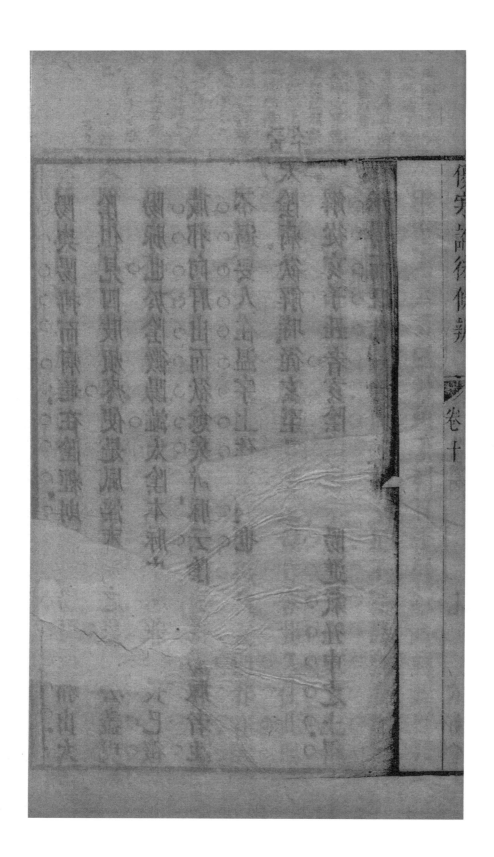

傷寒論後條辨　卷十

傷寒論後條辨卷之十一

新安程應旄郊倩條註

少陰篇

少陰之藏爲腎，雜病或責腎之不足，卒病但責腎
之有餘，有餘者水也，寒也，以寒水之藏而居坎北
純是陰氣用事，全頼本經對待之火化其凜冽以
奉生身，而莫驚立極，稱曰陽根，夫根則宜牢固不
宜動搖矣，所嫌水火同宮，制勝終在彼勢，不得不
養土作于載之且以生之，使坤厚而坎無盈虧幾

先天之炁在
腎指陰中之
陽而言腎中
無陽遂成死
炁、

元氣藏於腎
中靜則爲陽
動則化而爲
火陽化爲火
水道之也水
偏之者土不
能鎮也、

傷寒論後條辨　卷十一

水有所畏而前來抱火其作根深蒂極之宰也所
以首忌在汗以他經發汗只懼其汲水而竭津少
陰經發汗弁懼其升陽而出焰也火隨焰升下焦
乃成氷窩於是土神湊矣土湊而水無制始唯下
奔久乃上逆寒勢攻冲頂刻而凌心火厥竭亡陽
雖欲温之温已無及所以歷陳諸死證蓋以防微
杜漸警人以履霜之懼也究所由來少陰勝而跌
陽負耳跌陽之負火失温耳此之謂逆若欲反逆
爲順無如殖土殖土無如助火此温之一法在少

陰較太陰倍為孔亟也余條此篇只以少陰頁跌

陽為順一語作上下文猶之案也而以

此語反承作斷下文猶之目也而以此語順揭作

綱上下兩分而條理秩然矣或者難于曰既巳稱

為順矣何以復有三承氣之證也余曰順之為言

非必其人不病之謂也亦非必其病平適盡就我

菓品藥之謂也但使證候顯明無有疑難治法宜

捷不致傍撓則稍黃直菓品視之耳何逆之有其

間只四逆散一證寒熱未經詳定姑依小柴胡例

傷寒論後條辨　卷十一

從事和解然黃芩已經輩去而加減中則依然乾
薑依然附子蓋仲景於溫之一字篇中不啻三致
意焉今予一一條出使人知少陰之有火誠人身
之至寶而不可須臾失也○近時薛立齋亦有腎
虛火不生土腎虛火不歸元等闢發似于仲景若
有私淑者但所主僅金匱中八味九一方易之作
湯劑此祇能于水中補火非能從火中補土用之
于雜證或宜至若卒病之來自不能不於仲景少
陰篇數千百遍讀之而得其神且妙也○

少陰之為病，脈微細，但欲寐也。

少陰腎之經也，其藏柔脆而夾乎二陰之間自不受寒最深，故其為病如婦人女子之怯弱毫無氣力，而簧蠱惑偏多，設假令脈無從得其證者凡陰脈皆沉異乎太陽之浮，不必言矣陽明脈大微者大之反少陽脈弦細者弦之反沉而有兼陰證定矣，故前太陰後厥陰俱不出脈象以少陰一經可以該之也，但欲寐者陰氣盛而無陽邪乘之也一有陽擾輒復反是諸經首條所揭非證即病此

少陰病六七日前多與人以不覺但起病喜厚衣近火善臨睡凡後而反陽發諸劇證便躁

伏于此處矣最要隄防

只以但欲寐及病證中之情態緣少陰多假總

無真證可揭彼方欲亂我於證之中我偏察彼于

證之外此條之但欲寐合後條之口中和皆從間

淡處授人以秦鏡任彼妝妖幻怪而毫髮難逃所

謂觀之於其所忽也。

少陰病始得之反發熱脈沉者麻黃附子細辛湯主

之。

三百
一三

一起病便發熱兼以陰經無汗世醫計日按證類

能恣意于麻黃而所忽在附子不知脈沉者由其

陰

太陽裏有少
陰故表有
陽而辟陽根
雖有陰邪從

人腎經素寒雖表中陽邪而裏陽不能恊應故沉
而不能浮也沉屬少陰不可發汗而始得即發熱
屬太陽又不得不發汗須以附子溫經助陽托住
其裏使真陽不至隨汗而升其麻黃始可合細辛
用耳

三
百
三

少陰病得之二三日麻黃附子甘草湯微發汗以二
三日無裏症故微發汗也

若前證得之二三日熱仍在表則麻黃勢未可除
但減細辛加甘草溫裏却兼和中稍殺麻黃之力

四

式好堂

既云微發汗
矣仍用以字
故字推原之
足見鄭重之
意。

可耳、病屬少陰、即為在裏、非少陰內又有裏、特以

二三日內發熱外無他證候、雖是少陰脉、却無少

陰證、故畧兼太陽例治、可見脉一見陰不但證上

便要謹慎、即日子上亦要謹慎、無論腎陽在所顧

虛、即陽病亦見死之凶徵也。○按此二條與太陽

篇發熱頭痛脉沉用四逆者同一證、彼以不差、則

期過三日可知病已入裏、雖尚冒太陽頭痛、直以

少陰法律之、此在初得二三日、雖無頭痛證、不容

竟爾竄入少陰、故仍兼太陽律之、一出一入不容

三百
六四

爰書及一數脉，甚言沈爲在裏，凡百兼脉，皆從沈字斷，正不可輕汗矣。

爰書假令前條得之二三日後二三日不

差則四逆之與麻黃易地皆然矣○

少陰病脉細沈數病爲在裏不可發汗○

何謂之裏少陰病脉沈是也○毋論沈細沈數俱是

藏陰受邪與表陽是無相干○法當固密腎根爲主○

其不可發汗從脉上斷○非從證上斷○前法不可恃

爲常法也○薛愼菴曰入知數爲熱○不知沈細中

見數爲寒甚○真陰寒證脉常有一息七八至者盡

繫此一數字中○但按之無力而散耳○宜深察也

傷寒論後條辨 少陰 五 式妤堂

卷十一

三百
六五病人脉陰陽俱緊反汗出者亡陽也此屬少陰法當

咽痛而復吐利

所以然者少陰乃真陽之根宜秘固不宜洩也○

試舉一病言之陰陽俱緊者傷寒脉也法當無汗○

反汗出者何也由腎陽素虛一遇寒侵其府藏氣

輒不能内守而陽亡於外既巳亡陽雖太陽病亦

屬少陰矣所以孤陽飛越則咽痛無陽則陰獨而

復吐利也〔寒循經上故吐〕腎不秘藏故利使其人腎藏素溫當不

有此○仲景欲窮究下數條妄汗者罪欵故先出

〔汗出曰亡陽
者以陰寒甚
而見逆陽送
虞亡也〕

此一條自汗亡陽者立其案

少陰病欬而下利讝語者被火氣刼故也小便必難

以强責少陰汗也

如不知腎為眞陽之根而强責其汗其變有不可

勝指者如少陰病欬而下利眞武中有此證水冷

則金寒耳何至讝語知火劫而下寒上燥亂及神

明也寒祇不能制水火則徧劫其津腎成一枯魚

之寒肆小便自難讝語由火小便難由火之强責

少陰汗少陰汗可强癹乎兩兩結出恐人因讝語

三六八

三六七

熱盡在外知
裡無熱殆近
於結陰便血
矣。

○少陰病但厥無汗而強發之必動其血未知從何道

之罪有歸矣○

出八九日字見東隅既失復不能挽之桑榆逗留

便難者至此必便血矣此謂裏厥表竭○條中提

延至八九日肢體盡熱知津竭而血受煎熬前小

變不止小便難也藏中真陽逼而盡散于膀胱府

血也。○

少陰病八九日一身手足盡熱者以熱在膀胱必便
血也。

小便難誤將少陰本病扯入陽邪內故重推原之○

五液皆主于
腎故太陽嘗
汗之證尺中
一遲輒不可
汗曰營氣不
足血少故也
況強娶少陰
汗平周身之
氣皆逆血隨
奪氣之促過
而見故不知
從何道出

出或從口鼻或從目出是名下厥上竭為難治
然血出下竅猶為逆中之順若少陰病但厥無汗
陽微陰盛可知只從少陰例治之可耳奈何強發
之犯所禁乎夫汗釀於營分之血陽氣盛方能釀
故陰經無汗總因陽微乃強發之汗疲于供自是
遍及未曾釀之營血以苦應下厥上竭生氣之源
索然矣難治者下厥非溫不可而上竭則不能用
溫故為逆中之逆耳○難治二字追從前之罪也

二百
六九

少陰病脈微不可發汗亡陽故也陽已虛尺脈弱濇

少陰

七

式好堂

微弱濇推原
少陰不可發
汗下之之故
并謂少陰遇
此等脉輒不
可汗下也．
陽二字是少
陰所累與太
陰其藏有寒
也同看．

者復不可下之．

總而言之少陰之脉必微必弱必濇微為陽虛發

汗愈亡其陽陽虛陰血自爾不足故尺脉不弱卽

濇下之并爾亡陰矣以此條結上文猶懸書國門

使知入少陰而間禁也故并帶及復不可下之句

汗詳而下畧者以少陰多自利證犯之可無易犯

也但拈出尺脉弱濇字則少陰之有大承氣湯證

其尺脉必強而滑已伏見於此處矣．

少陰病脉沉者急溫之宜四逆湯．

三百
七十

沉字作少陰病現成脉看則溫字非少陰法外之法

尻六七日諸壤証死証俱後此處失去一慈字求

三百
七一

少陰病禁汗禁下既間命矣然則主治之法何者為急曰少陰證其但見脉沉便是邪入藏而陰寒用事溫之一法不須遲疑矣四逆湯不必果四逆而後用之也

少陰病得之一二日口中和其背惡寒者當炙之附子湯主之

只背惡寒便是其候矣炙之仍主以附子湯見不拘但以口中和爲驗故不必惡寒踡臥等證見也且果屬少陰病溫之不妨重溫也其法不必以日

傷寒論後條辨　少陰

入　式好堂

背者胸中之
府陽受氣於
胸中而轉行
於背背惡寒
者陰氣盛而
聚也。

卷十一

妙放手用溫也。○上條出脉不出證此條出證不
出脉欲人從兩路炎出一少陰病來故上條只云
脉沉不云脉細見有此條之口中和不必定微細
也雖沉數可溫矣下一急字破人猶豫耳。

三百
七二

溫其上炎之。

少陰病下利脉微濇嘔而汗出必數更衣反少者當
溫平其所當溫卽其證有難用溫者亦不妨設法
溫之如少陰病下利陽微可知乃其脉微而且濇
則不但陽微而陰且竭矣陽微故陰邪逆上而嘔

汗出已亡陽
利嘔更亡津
液全賴數更
衣反不至成
下集惟恐脱及
上焦耳故須及
亦可兼溫藥
升陽大補心
肺。

三百
七三

陰竭故汗出而勤務責一法之中既欲助陽兼欲

護陰則四逆附子薑輩俱難用矣唯灸及頂上百會

穴以溫之既可代薑附輩之助陽而行上更可避

薑附輩之辛竄而燥下故下利可止究于陰血無

傷可見病在少陰不可以難用溫遂棄去溫也

少陰病吐利手足厥冷煩躁欲死者吳茱萸湯主之。

溫法原為陰寒而設顧真寒類多假熱見陰盛格

陽。陰證似陽等皆少陰中蠱惑人耳目處須從假

處勘出真因方不為之牽制如吐利而見厥冷是

少陰

九

式好堂

胃陽衰而腎陰併入也誰不知爲寒者顧反見煩

躁欲死之證以誰之不知陽被陰拒而置身無地

故有此象吳茱萸湯挾木力以益火勢則土得溫

而水寒却矣緣此證全類厥陰非吳茱萸湯無以

蔽其奸也

少陰病欲吐不吐心煩但欲寐五六日自利而渴者

屬少陰也虛故引水自救若小便色白者少陰病形

悉具小便白者以下焦虛有寒不能制水故令色白

也

近利而渴與
豬苓證同別
在但欲寐且
必不利而赤
也欲水與白
頭翁證同彼
曰以有熱故
也小便亦必
不曰
腎水欠溫則
不能約氣氣
不嗜兀逆於
膈上故欲吐

不第此也人身陰陽中分下半身屬陰上半身屬
陽陰盛于下則陽擾于上欲吐不吐心煩證尚模
糊以但欲寐徵之則知下焦寒而胸中之陽被壅
治之不急延至五六日下寒甚而閉藏徹矣故下
利上熱甚而津液亡矣故渴虛故引水自救非徒
釋渴字指出一虛字來明其別于三陽證之實邪
作渴也然則此證也白利為本病溺白正以徵其
寒故不但煩與渴以寒斷即從煩渴而悉及少陰
之熱證非戴陽即格陽無不可以寒斷而從溫治

傷寒論後條辨

少陰

十一

武好堂

不吐腎氣動膈故心須

三百
七五

論後條辨　卷十一

〇煩證不盡屬少陰故指出但欲寐來渴證不盡

屬少陰故指出小便白來結以下隻虛有寒教人

上病治在下也蓋上虛而無陰以濟總由下虛而

無陽以溫二虛字皆由寒字得來

少陰病下利白通湯主之

承上言前證下利不但與太陰之四逆畫有異亦

與本經之真武有異蓋上之君火表之標陽欲越

巳從渴處露倪須于溫法中使之得返於內婦於

源方爲佳兆故用四逆加蔥白易名曰白通通其

陽而陰自消之義也。合之上條彼是證此是治

少陰病下利脈微者與白通湯利不止厥逆無脈乾
嘔煩者白通加猪膽汁湯主之服湯脈暴出者死微
續者生。

乾嘔煩者寒
氣格拒陽氣
逆亂也。

一可見少陰病凡屬陰證似陽之類俱由失之於五
六日前至於下利便自瘥以陰病屬諸微亡陽
之脈故也與白通湯利不止厥逆無脈乾嘔煩者
則知陰邪壅盛熱藥并為寒格陽欲通而不得通
致陰陽不相接續使然耳用前方加人尿猪膽汁

傷寒論後條辨　少陰　　士一　式好堂

止脉不出者通脉四逆湯主之其脉卽出者愈

反不惡寒其人面赤色或腹痛或乾嘔或咽痛或利

少陰病下利淸穀裏寒外熱手足厥逆脉微欲絕身

日後之人救逆多憂耳

不在下利後由六七日前之人防微失着致六七

首條少陰病形悉其句卽指此條諸見證言差誤

也總上三條其是一證此條乃出脉并救後之法

根之陽驟進諸外也微續者生陽氣漸交陰肯納

爲導從陽引至陰所謂求諸其屬也暴出者死無

始

寒因熱用之

不實開後人

自遍加猪胆

此陽亦非虛
陽下寒甚而
氣不下逼遂
成怫欝蓋君
火之化也。

看來少陰病下利然與他經不侔所下爲清穀不

必言爲裏寒偏多外熱譫何見裏寒手足厥逆脉

微欲絕是也何見外熱身反不惡寒其人面赤色

是也究竟熱因寒格無論腹痛乾嘔咽痛皆下利

中格陽一類可以不理卽使利止而脉仍前欲絕

不出勿謂裏寒已退輒妄治其外熱也須循四逆

湯倒消陰欝于下部但加葱自宣陽氣于上焦使

陽氣通脉亦逼而卽出爲眞愈不然少陰下利止

且有頭眩時時自冒之死條在非盡保慶時也

傷寒論後條辨　卷十一

坤厚能藏方
可振河海而
不潰振者溫
則不沉也

三百
七八

三百
七九

少陰病下利便膿血者桃花湯主之。

從前諸下利之用溫者以其證盡屬寒也不知病
在少陰即證之挾熱者亦不能棄溫而竟用涼也
即以便膿血論便膿血而傳自下利是由胃中濕
邪下乘而入於腎臟實是腎陽不足不能載土所
以有此石脂塞其下源則水可截乾薑粳米溫補
夫中焦則土可升苟不知此而漫云清滌腎氣一
寒土從水崩而陽氣脫矣。

少陰病二三日至四五日腹痛小便不利下利不止

便膿血者桃花湯主之。

抑前證毋論其得之初起也即二三日至四五日。與便膿血有澀燥之分。下利便膿血。

永可視其為傳經之熱邪也腹痛而小便不利水

上混淆可知雖是土虛不能制水終是火衰不能

旺土仍主前方則水得火而能輸土得火而能燥

苟不知此而漫云滲泄腎防一徹前後泄利而陽

神餡矣

或不得已而竊前方之澀而助壅則宣洩之法不

三百八十 少陰病下利便膿血者可刺。

妨輔之以刺刺僅去經中之熱而無寒凉以及藏

也故曰可耳

少陰病下利咽痛胸滿心煩者猪膚湯主之

又以咽痛論下利雖是陰邪咽痛實為急候兼

胸滿心煩誰不曰急則治標哉然究其由來實是

陰中陽乏波從下溜而不能上蒸故有此只宜猪

膚湯潤以滋其土而苦寒在所禁也

二
八
一

雖是潤刺却
加白粉少陰
經所重者趺
陽也

少陰病二三日咽痛者可與甘草湯不差者與桔梗

湯

三百
六二

若咽痛而不兼下利則自無胸滿心煩之證雖不

由于腎寒上逆然只熱客少陰之標而無關藏本

苦寒則犯本不可用也只宜甘草緩之不差者

氣阻而不通也加苦梗以開之喻嘉言曰此在二

三日他證未具故用之若五六日則少陰之下利

嘔逆諸證蠭起此法兼未可用矣

少陰病咽中痛半夏散及湯主之少陰病咽中傷生

瘡不能語言聲不出者苦酒湯主之

至若咽中痛較咽痛為甚矣甚則似可凉治不知

令陰之有
咽痛甘下寒
上熱津液搏
結使然無厥
陛擦氣故不
灰師但裡氣
發之微甚或
潤戎柳戎溫
德不用者凉
刺

傷寒論後條辨　卷十一

熱微只裏經菀熱甚己反有寒羈不但苦寒不可有

并辛熱不可無炎半夏及灣散寒滌飲之不暇

敢犯本乎迫至咽中為痛所傷漸乃生瘡不能語

言聲不出者由從前不知散寒滌飲遂至此雖桂

枝之熱不可有而半夏之辛則難除只從雞子以

騰者亦可抑而散矣何當干腎本有犯也

潤之苦酒以降之此不但能治標即屬陰火之沸

少陰病飲食入口即吐心中溫溫欲吐復不能吐始

得之手足寒脉弦遲者此胸中實不可下也當吐之

三百
八四

胸中實何與
少陰緣下而
之寒上逆欲
食未經入腹
寒格在胸不
得陽以化之
故欲飲而為
經曰膈氣虛
脈乃緊脈數
發虛則知弦
是之窒是矣

若膈上有寒飲乾嘔者不可吐也急溫之宜四逆湯

外此而有挾飲者然病在少陰亦當從溫以化之

不能純作飲治也如飲食入口即吐業已吐訖矣

文乾嘔字此非關後入之飲食吐之未盡而胸中

仍復溫溫欲吐復不能吐對溫溫字與下文寒飲字

對乾空也

另有物為之格拒也尚有模糊不妨驗及未飲食

時之證與脈如始得之手足寒脈弦遲者雖曰陰

邪然實與虛不同而虛與實之部位上中下又不

同胸中實者寒物窒塞于胸中則陽氣不得宣越

少陰

十五

式好堂

飲食入口即
嘔物窒滿而
上膈也復不
能嘔者盛滿
者未盡去也

三音
五

傷寒論後條辨　卷十一

所以脉弦遲而非微細者比手足寒而非四逆者

比飲食入口即性心中溫溫欲吐復不能吐皆是

物也寒在胸中但不可下而屬實邪溫亦彼格但

從吐治一吐而陽氣得通旺法便是溫法若膈上

有寒飲乾嘔者虛寒從下上而咀留其飲于胸中

究非胸中之病也直從四逆湯急溫其下矣

少陰病二三日不巳至四五日腹痛小便不利四肢

沉重疼痛自下利者此爲有水氣其人或欬或小便

利或下利或嘔者眞武湯主之

腎中飛寒水乃泛上此水
即腎中陰氣所生也經曰
腎者牝藏也地氣上者屬
于腎而生水
液也

直武湯之治
欽以停飲與
裡寒合也小
青龍之治欽
以停飲與表
寒合也

外此而有挾水氣者然病在少陰亦只從溫以鎮
之不能緊作水氣治也緣水氣唯太陽與少陰有
之以二經同司夫水也病則水氣不散畜而為相
因之加病其水內畜則腹痛小便不利而下利其
水氣外滯則四肢沉重而疼痛其水氣挾寒而上
射與上壅則欽而或嘔證與太陽雖無大異然太
陽從表得之膚腠不宜而水氣為玄府所過故以
小青龍發之少陰由下隻有寒不能制伏本水一
二日至四五日客邪得深入而動其本氣遂至泛

傷寒論後辨一　少陰篇

六

式好堂

三百
八六

卷十一

溢而見前證緣所由來實是胃陽衰而嘔防不及
也故用真武湯溫中鎮水收攝其陰氣若用小青
龍則中有麻桂發動動腎中真陽遂爲奔豚厥逆禍
不旋踵矣

少陰病身體疼手足寒骨節痛脉沉者附子湯主之
就水氣而例之則少陰病凡其稍隣于太陽者俱
不得從太陽治發動腎中真陽之本矣如身體痛
手足寒骨節痛扁太陽傷寒同有此證也以脉沉辨
之沉屬陰寒重著所致裏陰有餘表陽不足附子

湯主之溫而兼補助陽氣以禦陰寒於所謂脉沉

者急溫之葢始終不能異其治也○條中單拈一

沉字沉而著者也故所見者寒實之證經曰諸痛為

實是也寒實無假熱之證寒虛多假熱之脉

必兼微弱否亦數而微細欲絶固知脉難假也若

服寒涼反見數大無倫次葢授之以假其也

少陰病下利若利自止惡寒而踡臥手足溫者可治。

合觀從前諸治可見少陰病脉沉者急溫之為一

大法矣一或當溫不溫其變有不可勝言者然寒

此屬少陰之
表一層病經
脉上受寒也
以在陰經則
亦屬裡故溫
外無法。

三百
八七

利自止者。經

中之寒已去也。藏中陽氣未固。故仍惡寒蹊臥不足。溫者跌陽寒勝生陽之氣不難同也。

三百八八

此證無自利。知陽根未脫。故不必手足溫而自煩之。心陽欲去衣彼之。常陽不難濟以攻彼之。

二此孤陰。

傷寒論後條辨〔卷十一〕

之着也。有淺深證之變也。有輕重如少陰病下利

而利自止則陰寒亦得下袪而又不致于脫雖有

惡寒蹊臥不善之證。但使手足溫者陽氣有挽回

之機。顯前此失之於溫。今可尚溫而救失也。

少陰病惡寒而蹊時自煩欲去衣被者可治。

少陰病不必盡下利也。只惡寒而蹊已知入藏深

矣。煩而去衣被陽勢尚肯力爭也。而得之時與欲

又非虛陽暴脫者比。雖前此失之於溫。今尚可溫

而救失也。

三百
八九

少陰七八日
之下利類成
亡陽此以脉
堅弁爲腎受客
寒弁本藏自
病故得手足
又溫跌陽可
溫邪下出
微緊去脉暴
微少陰復其
未脉非諸微
亡陽之比手

少陰病脉緊至七八日。自下利。脉暴微。手足反溫。脉

緊反去者爲欲解也。雖煩下利必自愈。

少陰脉緊所云陰常在絕不見陽之診也。至七八

日自下利寒之入藏者似加深也。然脉於利後頓

變緊而爲微。手足于利後反不溫而爲溫則微非

諸微亡陽之微。而緊去入安之微。蓋以從前之寒

巳從下利而去故陽氣得回而欲解也。雖煩下利

必自愈緣寒之入腎者未深。故前此雖失之於溫

今雖不溫而可僥倖也。

少陰篇

上

式好堂

少陰病吐利手足不逆冷反發熱者不死脈不至者

灸少陰七壯

少陰病吐利而且利裏陰勝矣以胃陽不衰故手足

不逆冷夫手足逆冷之發熱為衛陽外持前不發熱自

逆冷之發熱為腎陽外脫手足不

非死候人多以其脈之不至而委棄之失仁人之

心與術矣不知脈之不至由吐利而陰陽不相接

續井脈絕之比灸少陰七壯治從急也嗣是而用

藥自當從事于溫荀不知此而妄攻其熱則必死

足溫㿀三百
衛遲利九十
故也

吐利㡬于上
下㕡征得㯾
中之胃陽不
因則陰氣可
症裏達表不
宜察熱者于

應血得火尤
應表裏上下
外向裏氣不
不至者陽方

不攻而坐視以失圖維則不死亦死吾願人當知

人命為重也

少陰病惡寒身踡而利手足逆冷者不治

諸可治之證以陰寒雖勝而火種猶存着意燃炊

尚續焰倘令陽根漸盡一綫無餘縱爾安鑪何

從覓燃所以少陰病惡寒身踡而利手足逆冷者

不治有陰無陽故也雖有仁人之心真術徒付之

無可奈何使早知助陽而抑陰也寧至此乎

少陰病吐利躁煩四逆者死

傷寒論後條辨　卷十一

由吐利而躁煩陰陽離脫而擾亂可知加之四逆

胃陽絕矣不死何待使釜知溫中而煖上也寧有

此乎○此與吳茱萸湯證只從躁逆先後上辨一

則陰中尚現陽神一則陽盡唯存陰魄耳。

少陰病、四逆惡寒而身踡脈不至不煩而躁者死。

諸陰邪其見而脈又不至陽先絕矣不煩而躁陰

亡無陽附亦且盡也經云陰氣者靜則神藏躁則消

亡益躁則陰藏之神外亡也亡則死矣使早知復

脉而通陽也寧有此乎

少陰病下利止而頭眩，時時自冒者死。

下利止而頭眩時時自冒者腎氣通于腦也語云黃河之水天上來陰津竭于下，知髓海枯于上也。前此非無當溫其上之法惜乎用之不預也無及矣

少陰病六七日息高者死。

夫肺主氣而腎為生氣之源蓋呼吸之門也關係人之生死者最鉅息高者生氣已絕于下而不復納故游息僅呼于上而無所吸也死雖成于六七

帝曰或喘而死或喘而生者何也岐伯曰緊逆連藏

少陰篇　二十　武折堂

戕也·
日·經邪已轉
生·此以六七
則死·連經則

三百
九六六

卷十一

日之後而機自兆于六七日之前既值少陰受病

何不預為固護預為隄防迨今真陽漸散走而莫

追誰任殺人之咎几條中首既諄諄禁汗繼卽急

急重温無非見及此耳今則死證班班未知讀夫

論者能增其臨深履薄之懼否也

少陰病脉微沉細但欲卧汗出不煩自欲吐至五六

日自利復煩躁不得卧寐者死

以今時之弊論之病不至于惡寒踡卧四肢逆冷

等證疊見則不敢温嗟乎證已到此温之何及

少陰不病祇算陰盛陰不巳而汗出足爲亡陽亦少陰一經表裡之分也陽亡必見煩躁等證者鬼氣欲成變也病此者多晝隱夜

此諸證有至死不一見者則盍于本論中要言一
申詳之少陰病脉必沉而微細論中首揭此蓋巳
示人以可溫之脉矣少陰病但欲臥論中首揭此
蓋巳示人以可溫之證矣少陰病汗出在陽經不可溫而
在少陰宜急溫論中蓋巳示人以亡陽之故矣況
復有口中和之證如所謂不煩自欲吐者以互之
少陰中之真證不過如此其餘一皆詭證不足憑
也此時邪亦僅在少陰之經未遽入藏而成死證
也然堅冰之至稍一露倪則真武四逆誠不啻三

眠故不得臥

眠

傷寒論後條辨 卷十一

年之艾矣不此綢繆延至五六日在經之邪遂爾

人藏前欲吐今且利矣前不煩今煩且躁矣前欲

臥今不得臥矣○陽虛巳脱陰盛轉加其人死矣醫

者尚不知爲何病或曰陽證見陰脉宜死或曰陰

陽兩感不治抑或曰此傳經熱邪前此失下而成

不治之壞病倘有一人語之以少陰失温必且厥

然曰其人不手足厥冷不惡寒踡臥而且煩躁如

是不得臥如是何陰證之有子妄矣噫嘻吾見其

人矣吾聞其語矣因悟仲景一片婆心歷歷諸死

三百
九七

證蓋不啻與尸以諫也

少陰負趺陽者為順也

此條反以承上順以起下乃一篇之關鍵少陰諸

死證皆由失之於溫溫者補火以殖土使土氣蕃

育恒操其勝勢而作鎮中州則水寒却而成溫泉

不但免夫泛濫之虞而熟腐水穀充膚澤毛皆賴

之矣唯不知此而失之於溫則趺陽負而少陰乃

勝水寒互勝以無所畏而上凌心火真陽倏爾滅

沒逆莫大焉知趺陽負少陰之為逆則知少陰負

昔人謂補腎
不如補脾蓋
見及此也又
有謂補脾不
如補腎者兼
補其母也毋
者火也何後
人以補腎二
字遂開出滋
陰一門滋陰
自是瀉陽互

少陰

卅二

式好堂

一順為逆由未

表敬于仲景

三百

九八

跌陽之為順矣

湯．

少陰病得之二三日．口燥咽乾者．急下之宜大承氣

少陰苟貪跌陽則亦有少陰貪跌陽之病然而不

足虞也．有如口中和者．少陰證也．二三日而口燥

咽乾便見陽明之證．知少陰之貪跌陽矣．是為土

氣有餘者可瀉大承氣湯．不似陽明經之尚

多顧慮也．

三百

九九

少陰病自利清水色純青．心下必痛．口乾燥者．急下

之宜大承氣湯。

又如自利清水色純青似屬陰邪用事矣其人心
下必痛乃土來心下水自溜而穀自留也以口中
和之少陰變為口乾燥之陽明知少陰之負跌陽
矣治可同前不必濡滯也

四百

少陰病六七日腹脹不大便者急下之宜大承氣湯

至于六七日腹脹不大便是少陰轉屬陽明之候
少陰負跌陽諦矣證甚顯明知一下之外無餘事
誠莫便捷于大承氣矣何所顧忌而不宜之也。

此三證自是陽明病欲以脉沉匿入少陰中故仲
景便于少陰中用陽明法使其匿無所匿知賊臣
不以出疆免也

四百
一

少陰病得之二三日以上心中煩不得臥黃連阿膠
湯主之。

三大承氣證乃少陰負趺陽之甚者固下其所當
下不爲逆也若負雖不甚亦必見出趺陽之證不
至于誤蓋陽明之病不得眠與少陰之但欲寐者
自反少陰二三日以上心中煩而有此知土尅母

病此者腎中
真有燥邪也
燥則生熟莢
絕少陰病便
覺火土氣勝
陰精不能上
承故也治以
黃連阿膠湯

滋陰退陽蓋

呂火之苦陰
精氣之亡

四百
二

邪以乘水是亦少陰負趺陽之類也治用苓連清
土毋之熱芍藥阿膠雞黃濟陰而潤其燥火土潤
而腎水寧矣○不得眠者口中自不和口乾燥者
自難但欲臥而腹脹不大便者益可知矣固知上
下皆互交也○

湯主之.

少陰病下利六七日欬而嘔渴心煩不得眠者豬苓
又就不得眠之證而推之下利似乎陰勝矣卽六
七日欬嘔渴煩亦尚與少陽模糊唯徵之不得眠

少陰

式好堂

少陰為寒藏。
不畏陽邪之
擾陽邪中有
火有土皆腎
中生陽之氣
也匹其實而
瀉之殊日易
易數條中承
氣從攻豬苓
膠痹而濕四
逆散和乃解
陰病見陽草
有顧狀之證

傷寒論後條辨　　卷十一

知濕土攔截中集致水不止升而火不下降猶之

少陰貢跌陽者類也治用豬苓湯分清降濁土濕

流而水火濟矣此證以下利作主五苓散宜亦可

用乃用豬苓湯者以豬苓湯為陽明經藥故仍以

之抑跌陽而瀉少陰也○凡論中着日子處俱有

深思不得草草讀過就少陰一篇合言之三百六

十二條三百六十三條云始得之及得之二三日

者重在日子也見初得二三日不得不微發汗也

三百七十一條云得之二三日又所以緯此條之

盧氏經寒證
作此勘文何
難涉訖有餘
也

意見少陰病不可泥定初得二三日便宜發汗若
微見裏證雖一二日自以溫法為正也三百七十
九條云二三日至四五日者輕存日子也見不拘
其二三日及四五日而見下利便膿血只宜溫也
三百八十二條云二三日雖不同證亦可以緯此
條之意見少陰病如咽痛之用甘桔湯只可用之
二三日上過此則不宜也三百八十五條云二三
日不巳至四五日及四百二條云六七日者紀日
子之過也水氣及嘔渴欬煩諸證因日子纏綿而

傷寒論後條辨

卷十一

成也○三百八十九條云七八日者錄日子之功也○

寒邪賴日子夭遠○不能持而自解也○三百七十四

條云五六日者從前病而倒後病也前之心煩則

兼但欲寐後之渴而引水則兼小便白寒熱不因

日子而變易也三百八十四條云始得之者從後

病而審及前病也因後病有些模糊溯前病之證

與脉而實虛自辨也三百九十八條云四二三日者

急之之詞也病見於倉猝不妨治以倉猝也四百

條云六七日者緩之之詞也病欲爲盈滿不妨待

其盈滿也三百六十七條云八九日者計日以責
醫也何前此之玩愒而不知救誤也三百九十五
條云六七日三百九十六條云五六日者責之之
甚也玩愒而至于死以殺人律之宜反坐也四百
一條云得之二三日以上者著目之異以別病之
同欲醫人準此而慎乎毫釐千里之間毋鹵莽而
輕人命也緣三百九十六條有煩躁不得眠為死
證却在五六日之後而五六日前原不煩原但欲
寐故以得之二三日以上別之見起病時便心煩

卷十一

不得臥與彼條變成者大相懸絕醫者不可不詳
察也師仲景編日之法細細求之何嘗孔子春王
正月之書稍一檢點便覺無限雲日風霜縈繞乎
字句之上註家一遇三三日師云傳邪尚淺一遇
六七日師云傳邪巳深傳會成說無所不至正如
鄉人仰月色之盈虧以討朔望不復知盈虧中自
有二十四氣相爲倚伏也余甚惜夫讀傷寒論者
終日吟哦終日考核仍未免糊塗日子虛度光陰
也

四百
三

少陰病四逆其人或欬或悸或小便不利或腹中痛

或泄利下重者四逆散主之

至若少陰不甚負趺陽亦不甚勝則溫固難用涼
亦難從只從中治為解散亦亦少陰之一法也初得
之四逆固非熱證亦非深寒欬悸而或小便不利
既似乎水畜腹痛泄利又似乎寒凝其更兼下
重一證得毋氣滯在趺陽而經絡失宣通也雖四
逆散於升清降濁中兼有益陰之義然大吉只在
疏趺陽之滯而照證加減則仍從真武湯倒卻陰
從主滲矣

茯苓真武而
不作水氣治
者散中有升
有降兼及主
宰雖有水邪
從主滲矣

式好堂

少陰

此處四逆甲
經輸被阻之
故故見証煮
及上中下三
郡

而助陽蓋不欲少陰勝而趺陽負也據此而少陰

之右溫不可識乎豈唯少陰推之太陰厥陰亦何

莫非此義余願同志此事者須掃去胸中傳經為

熱之宿見方于仲景之牆不致面而立也

○

四百 少陰中風脉陽微陰浮者為欲愈

四百 少陰中風與太陰不甚異在太陰為土得陽和在

少陰為春風解凍故雖陽微如故而陰脉從下欲

起巳十邪從外向矣

四百 少陰病欲解時從子至寅上

五百

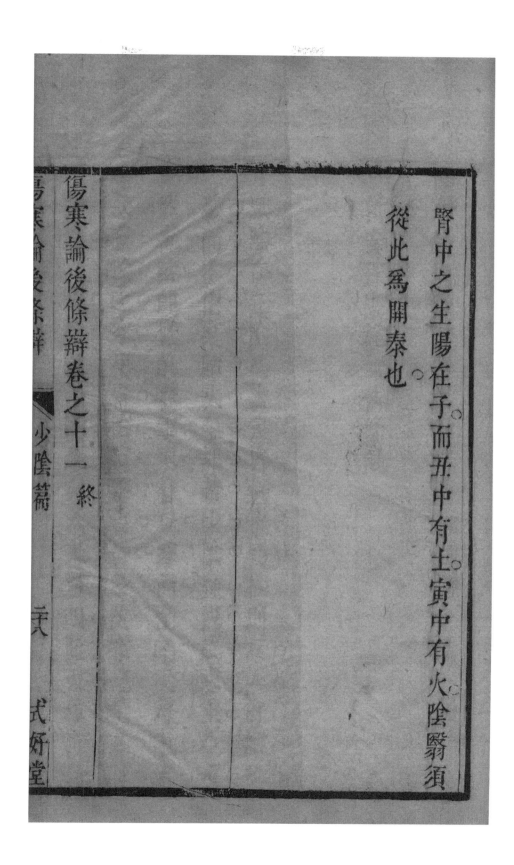

腎中之生陽在子。而丑中有土。寅中有火。陰翳須

從此爲開泰也。

傷寒論後條辯卷之十一 終

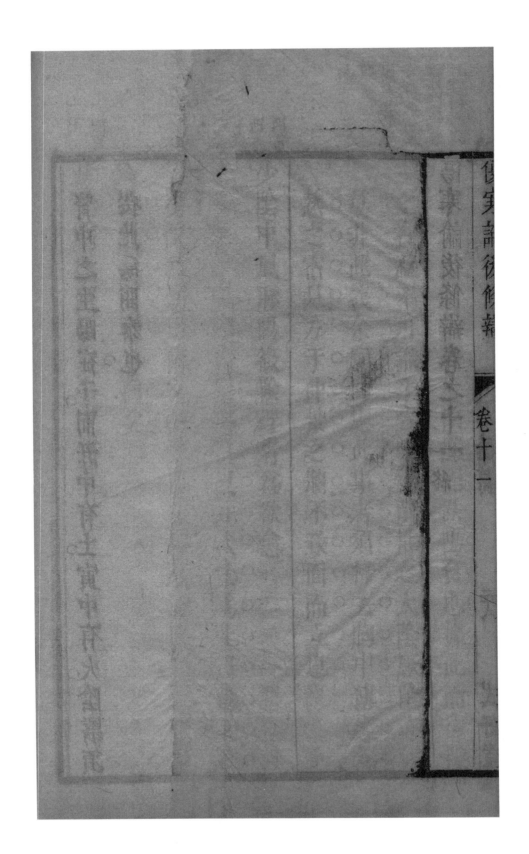

傷寒論後條辨卷之十五 一名直解

新安程應旄郊倩條註

辯厥陰病脉證篇

厥陰在三陰爲盡盡者極也物極則反故所雖陰

藏而木中寔胎火氣非若少陰純以陰寒主令也

然少陰卽厥陰母家未有母寒而子不受母氣者

故厥陰之寒屬腎陰所移者居多陰寒盛于下則

所胎之火氣就于而發現木火通明此火殊屬真

厥逆凉中有
火此火為陰
火故有時而
下有時而上
厥為陰陰氣
下行極而上
則鬱熱矣
為陽陽氣上
行極而下則
又厥矣調和
於二者之間
功在安胃

卷十二

火非若少陰之純假也故有時可以溫伏可以寒

折特以陰下而陽上陰陽有不相順接之處所以

勝復之間大伏危機以水能剋火而溫木更不能

助其熖也一見厥證便宜消息圖維但厥陰乃六

經中之一經而厥證則諸證中之十證盡以厥證

入之厥陰則虛寒雜證皆得以紫亂朱而頭緒紛

然遂成亂絲矣故余條此篇首以不可下為禁即

繼之以可水下取溫而上取凉卽烏梅丸之用苓

連亦此義也溫凉有法則陰陽不相順接之厥治

晉六

之自爾絲絲入扣縱有攔入厥陰之證不妨以本

證爲經而以雜證作緯有綱有目條理炳然矣所

以下利嘔噦三項僅以其餘及之從來繁聲競響

一雜亂無如厥陰篇一經一條辨而○金聲玉振殊覺正

始之音尚可戞而可戞也○

厥陰之爲病消渴氣上撞心心中疼熱饑而不欲食

食則吐蚘下之利不止○

厥陰者兩陰交盡陰之極也○極則逆逆固厥其病

多自下而上○所以厥陰受寒則雷龍之火逆而上

傷寒論後條辨

厥陰

二

式好堂

有火沉則火
下抱而腎水
溫升則火上
撞而腎水寒
故氣上撞心
之心中疼熱
一句消渴由
況亦由之飢
不能食故也
此一氣乃勝
後

四
七
百

奔撞心而動心火心火受觸則上焦俱擾是以消

渴而心煩疼胃虛而不能食也食則吐蚘則胃中

自冷所知以此句結前證見為厥陰自病之寒非

傳熱也且以見烏梅丸為厥陰之主方不但治蚘

宜之益肝脉中行通心肺上巔故無自見之證見

之中上二焦其厥利發蚘則厥陰之本證胃虛藏

寒下之則上蚘未除下寒益甚故利不止

厥陰病欲飲水者少少與之愈

但厥陰之見上蚘由陰極於下而陽阯於上陰陽

水得水滋其
火自沉沉則
腎水溫矣。

不相順接使然、非少陰水來剋火亡陽於外者比。

寒宗不可犯下焦而不妨濟上焦欲飲水者少少

與之使陽神得以下通而復不犯及中下二焦亦

陰陽交接之一法也。

四八四九
百百

諸四逆厥者不可下之虛家亦然。

凡厥者陰陽不相順接便爲厥厥者手足逆冷是也

以首條之誤下而利不立及次條之與水則愈合

觀之陰在下而陽在上可得厥陰經之大旨矣故

要緊在厥之一字不可不分疏明白先提其大綱○

厥陰為寒藏
是厥字源頭
水中有火是
熱字源頭為
厥為熱懸此
經氣為變現

親便為二字
此厥字為厥
陰之厥非厥
冷及諸家之
厥也。

陰陽不相順
接之厥經曰
陰陽異位更
實更虛更逆

而後細分其節目也人惟陽得下行以接乎陰則

陰中有陽而無厥證唯陰得上行以接乎陽則陽

中有陰而無熱證此之謂順令之所云厥者心

肺之陽祇主其陽於上肝腎之陰祇主其陰於下

兩者不相承接唯視其勝復以為寒熱發熱為陽

厥逆為陰不言發熱單言厥者厥為重也此陰陽

不相接續之病厥陰之稱為厥者即此便是非盡

手足逆冷方謂之厥也至于陰寒發厥則專主于

四肢逆冷卽下文所謂有陰無陽者是此少陰之

卷十二

更從之謂也于足逆冷之厥經曰氣同于中陽氣衰不能漆臻其經絡陽氣曰損陰氣獨在之謂也至于厥有寒熱者經云陽氣衰于下則爲寒厥陰氣衰于下則爲熱厥之謂也諸四逆厥者經云氣多少逆皆爲厥之謂也

病即厥陰有此亦屬少陰移來固另是一厥非陰

陽不二相接續之厥也二項而外更多雜證發厥者

諸四逆如脉促而厥脉滑而厥脉午縣而厥心下

悸而厥咽喉不利而厥此又一厥也在陰陽不相

順接之厥可酌量乎厥應下之之條而手足逆冷

之厥人皆知從事於温而亦無下之之誤獨諸四

逆之厥挾寒者少挾熱而爲邪所乘者多不無可

下之疑似不知病在厥陰之寒藏終是寒主而熱

客雖可下而不可下也外是則有虛家雖其間有

傷寒論後條辨　厥陰　四　式好堂

四百
十

卷十二

發厥者有不發厥者而不可下則亦同於諸四逆

厥者何也益虛在厥陰多由血少而燥舌則寒澀

血而爲冷結此等虛家多有五六日不大便者故

以爲亦不可下也明此四者之證而一一疏之

治法朗如烈眉矣

傷寒一二日至四五日而厥者必發熱前熱者後必

厥厥深者熱亦深厥微者熱亦微厥應下之而反發

汗者必口傷爛赤

請以陰陽不相順接之厥言之傷寒毋論一二日

發熱而厥無
自利證此由
水氣素燥病
經來而燥氣
得操其脁黏
雖下焦之寒
亦從上焦之
熱所逆故陽
膝而不容陰
復陽肉陰外
是為藏厥

至四五日而見厥者○必從發熱得之○熱在前厥在
後○此為熱厥不但此也○他證發熱時不復厥○發厥
時不復熱○盡陰陽互為勝復也○唯此證孤陽操其
勝勢厥自厥○熱仍熱○厥深則發熱亦深厥微則發
勢亦微而發○熱中兼夾煩渴不下利之裏證○總由
陽○陷于內○兹其陰於外而不相接也○須用破陽行
陰之法○下其熱而使陰氣得伸○逆者順矣○不知此
而反發汗是徒從一二日及發熱上起見認為表
寒故也○不知熱得辛温而助其升散○厥與熱兩不

其燥不在膀
滲腸胃上

厥陰

五

熱厥爲熱入
裡反發其所
前胃中津液
愈燥竭而惡
得上衝故口
傷爛赤此熱
爲陰熱無開
盡表故雖一
二口不可汗
而可下

熱久遞則厥
五藏不平六
府閉塞之所
生也故應下
之厥乃見假
熱虛假易說

卷十二

除而旱口傷爛赤矣○一友云厥應下之下之爲

言泄也不指定承氣言故不出方肝屬陰而惡燥○

凡酸醎潤下之品亦陽之泄也此説非不可從然

細思之仲景於厥陰篇無一條無方者非其所不出

者皆有所伏而欲人互得之也豈於下之之條欲

人另自融會當不其然○下利讝語條小承氣湯一

方在陽明原爲和劑以減去芒硝祗是下邪熱非

下○胃寒則裏有邪熱者何不可互而用也

傷寒脈微而厥至七八日膚冷其人燥無暫安時者

此與上條在
陰□不相接
中另提出其
不容牽復之
不容牽合之
厥也厥與蚘厥之
厥與蚘皆有
勝有復其有
同此病机而
不容牽復者
則又視乎其

此爲藏厥非爲蚘厥也蚘厥者其人當吐蚘令病者

静而復時煩此爲藏寒蚘上入其膈故煩須臾復止

得食而嘔又煩者蚘聞食臭出其人當自吐蚘蚘厥

者烏梅丸主之又主久利方

先形容之使人知所辨別也脉微而厥純陰之象

至若寒厥則有之與陰陽不相順接之厥不侔請

徵于脉矣至七八日尚自膚冷無陽之象徵于形

矣陰極則發躁無復陽援是以擾亂無暫安時也

此自是少陰藏厥爲不治之證厥陰中無此也至

厥陰

六

式好堂

人之胃氣胃
氣㪍者陰當
復而不能復
厥深熱深證
出胃氣寒者
陽溫復復而不
能復蚘厥證
先也蛀蚘厥而
藏厥之有陰
雖曰寒蛛與
形於見映厥
者曷嘗偌此
無陽在陰陽
不相順接外
者不可同日
語也脈微非
遲其脈別也

傷寒論後條辨　卷十二

于吐蚘爲厥陰本證則蚘厥可與陰陽不相順接
者連類而推也煩則非躁須臾復止則非無暫安
時祇因卵藏受寒蚘不能安故因胃中陽氣而上
逆始而入膈則煩繼而閒食則嘔且吐也陰陽錯
雜則亦不接所以見厥較之上條此爲孤陰操其
勝勢烏梅丸破陰以行陽於酸辛入肝藥中微加
苦寒納逆上之邪陽而順之使下也名曰安蚘寒
是安胃故弄主久利見陰陽不相順接厥而下利
之證皆可以此方括之也〇前條出厥應下之之

安時其發熱
也
膚冷字緊對
發熱字看
厥成於陰陽
不相順接烏
惓左之治不
過使陰陽各
唏其位耳大
法是用溫其
加苦寒者乃
治寒以熱凉
而行之之意
也

四
十三

治而施一誤汗口傷爛赤之證來蓋爲下文喉中
痛便膿血發癰膿等證張本見無非應下之證也
尤恐人岐之爲二故下文復有便膿血者其喉不
痺之示此條出烏梅丸方而施一久利之治來蓋
爲下文厥利證張本見無非烏梅丸之治也尤恐
人該括不來故下文復有發熱而利者必自止見
厥復利之示此等關會處非細細讀之孰領其神
聖工巧於無方無外哉

傷寒始發熱六日厥反九日而利凡厥利者當不能

厥陰

十七

式好堂

始發熱始字、
并從太陽説
起始得之反
發熱脉沉雖
似少陰而沉
中孕數凡沉

傷寒論後條辨　卷十二

食令反能食者恐為除中食以索餅不發熱者知胃

氣尚在必愈恐暴熱來出而復去也後三日脉之其

熱續在者期之旦日夜半愈所以然者本發熱六日

厥反九日復發熱三日并前六日亦為九日與厥相

應故期之旦日夜半愈後三日脉之而脉數其熱不

罷者此為熱氣有餘必發癰膿也

拵破藏厥蚘厥疑閡則陰陽不相順接之厥可廣

及之矣如傷寒始發熱六日脉必數而陽勝可知

厥反九日而利不復發熱可知益陽極而陰氣來

渴氣上趨心
等兼證自是
不同始看脉亦
同看脉沉遲
亦少類少陰
而焦證與豁
熱處同但多
自利耳

胃氣二字三
陰皆賴之為
同陽主

大抵陽熱有
餘則傷氣陰
熱有餘則傷
血陰熱由於
燥也

復且勝也。此九日內當不能食。今反能食者恐為
除中。食以索餅不發熱者。自是胃陽在內消磨水
穀中氣尚在。故可懸斷其愈。但愈後三日發熱。恐熱
來而復去。與九日之厥期不相應。猶非真愈。後三
日脉之而數。脉尚在。知其熱必不去。可與之決愈
期矣。雖熱有首尾而計日不差。亦謂之陰陽平等
故愈。愈後仍脉數。仍發熱。此邪陽反勝。而陰血必
傷。厥應下之之法。可用於此三日內矣。不知下而
致熱氣留連于肉腠。則癰膿之發必不免耳

傷寒論後條辨卷之八

厥陰

式好堂

四百
十三

傷寒論後條辨　卷十二

傷寒脈遲六七日而反與黃芩湯徹其熱脈遲為寒

今與黃芩湯復除其熱腹中應冷當不能食今反能

食此名除中必宛

遲為寒對前條看則發厥而利可知六七日陽氣

勝而欲復厥去而發熱矣此時祇宜保護微陽以

待其盡復奈何反與黃芩湯徹其熱以脈遲之寒

證投黃芩湯之寒藥胃冷不能納食是其常也此

證急用烏梅丸尚有可溫一法以之破陰而行陽

若反能食對上文看則食入必發熱邪而無寬藥

者切忌

厥有下法而
戒用苦寒者
何也下中有
蓋法從陽逐
陰蓋芩陰寒
而燥功永威
火陰經屬燥
邪而無寬藥
者切忌

〔厥陰之有消
瀉除中同一
病機皆下塞
而上熱也胃
氣在則為消
渇胃氣亡則
為除中、

氣已為寒藥奪去盡徹其熱於身之外膈之上故
食不待入胃而成膈消也胃陽奪職此名除中無
復望陽之能順接乎陰矣必見發熱下利厥逆發
躁等證而宛○上條脉數此條脉遲是題中二眼
目○

四百
四
十

傷寒先厥後發熱而利者必自止見厥復利

厥則必利身不發熱可知此陽微而陰氣勝也屬

烏梅丸證服之自當發熱發熱而利必自止此陽

復也但微陽初復尤須保護俟與厥期平應方是

陰勝則陽伏
一唯陰相用
事故厥陰陽復
則陰伏一唯

傷寒論後條辨

厥陰

九

式好堂

傷邪用事故
發熱即四百
十九條之進
退字也

愈期方可罷手，不知此而或因利止輒復因循否

見厥而復利，陽氣退而病進不無加危矣

更因發熱，而或如前條反以黃芩湯徹其熱於是

四五

傷寒，先厥後發熱下利必自止，而反汗出咽中痛者

其喉爲痺。

先厥後發熱下利必自止如前條之證者此一定

之局也其見厥復利者則以應之不及而成變局

然旣有應之不及之變局即自有應之大過之變

局矣利止後而反汗出咽中痛者得無辛溫過劑

〔此之咽痛得
之熱氣上擁
也涸而汗正
津不到隘故
其喉爲痺咽
熱氣勝也與

少陰之四痛
僅為經脈所
繫者不同只
從下利利止
處觀之寒熱
殊因矣。

四
十六

以致陽熱太勝而鬱蒸也甚局既變則應著隨變

不妨斟酌乎厥應下之之法矣苟不知此則熱勢

散漫而加劇其喉必痺乃成急候

發熱無汗而利必自止若不止必便膿血便膿血者

其喉不痺。

前證之成變局者以兩局對待而為變局然既有

兩局對待之變局即有一局相因之變局矣如前

證之汗出咽中痛者得之發熱利止後而然也抑

或利不肯止則祇以發熱無汗為徵驗發熱汗出

〔厥陰發熱就是〕
從陰分升出
來的兼風水
之燥氣也蜒
痺非發行之

傷寒論後條辨

厥陰

十

式好堂

為陰中之陽
有火此氣遂
降枢因木中
止知為陽勝而

為勝復弁即
此一氣為升
熱只此一氣

膿血
陽受風氣故
為喉狸陰受
温氣故為便

而下利尚有亡陽之疑似今則發熱無汗而利不
止知為陽勝而協熱利也甚局雖變而厥應下之
之應着不必變也苟不知此則熱勢浸淫而益燥
必便膿血而休息無已時矣便膿血者其喉不痺
可見二證總是一證便膿血者不必清腸喉痺者
不必凉膈祇此厥應下之之治前已失之於當機
今尚圖之於事後乎○以上三條熱則利止厥則
復利是題中二眼目利止汗出無汗利不止是題
中二眼目

十七

傷寒、熱少厥微、指頭寒、嘿嘿不欲食、煩燥、數日、小便利色白者、此熱除也、欲得食、其病為愈、若厥而嘔、胸脅煩滿者、其後必便血。

其病為愈、謂熱退即愈、不關陰復、厥微熱微刻也、其後便膿血者、深兼深刻也。

厥而嘔胸脅煩滿、陽逆而上也、其後便

熱既少厥微而僅指頭寒○雖屬熱厥之輕者○然熱與厥並現○實與首條厥微熱亦微者同為熱厥之倒故陰陽勝復難以揣摩○但以嘿嘿不欲食煩燥定為陽勝○以煩燥知其屬熱○小便利色白欲得食定為陰復○蓋陰不甚在熱厥上顯出者○若此證熱雖少而厥則不僅指頭寒○且不但嘿嘿不欲食而

厥陰

十一

式好堂

血陽折而下
也膝在陽復
亦在陽

卷十二

加之嘔不但煩燥而加之胸脇滿則自是厥深熱
亦深之證也微陰當不能自復必須下之而以破
陽行陰為事矣苟不知此而議救於便血之後不
巳晚乎○此條下半截曰小便利色白則上半截
小便短色赤可知是○題中二眼目嘿嘿不欲食欲
得食是二眼目胸脇滿煩燥與熱除是二眼目熱
字包有煩燥等證非專指發熱之熱也

四百
十八
傷寒厥五日熱亦五日設六日當復厥不厥者自愈
厥終不過五日以熱五日故知自愈

言外見厥證
雖已得熱先
須維護其得
勝不為陰得
方保無虞當
厥不厥制勝
已在我此後
永不須過亢
不是厥熱付
之不理一任
病氣循環之
謂

合而斷之總期乎陰陽平等方能順接凡證候之

勝復治法之進退一準乎此條中五日字不必拘

熱與厥大約以日準日等氣平而不加厥則陰陽

已和順矣末三句卽上句註腳云自愈者見厥熱

已平其他些小之別證舉不足言矣○此條兩五

日字是題中二眼目

四
十九

傷寒發熱四日厥反三日復熱四日厥少熱多其病

當愈四日至七日熱不除者必便膿血傷寒厥四日

熱反三日復厥五日其病為進寒多熱少陽氣退故

陽宜復復之
太過必侵陰
絡所謂調陰平
陽秘四字正
要人于此四
日至七日內
調停也

陽氣退故爲
進二部鑄寒
論之提撕在
此即陰病見
陽脈者主陽
病見陰脉者
死之條目也

傷寒論徬徨辨　卷十二

爲進也。

一或寒熱偏有所勝便屬陰陽不相順接之病亢

害承制之間與其陽不足而陰有餘毋寧陰不足

而陽有餘也何以言之病本於陽熱多於厥則陽

盛而愈縱或熱不除而便膿血亦必熱鬱之久而

後成故厥之法尚不嫌於遲也病本於陰厥

多於熱則陰盛而病進陰進由於陽退故烏梅丸

一方必待病進而用之恐用之已無及也或且謂

烏梅丸主久利方條中無自利證胡爲用之不知

前條發熱而利必自止見厥復利巳列出眼目矣

豈更贅哉但陽退病進此是總結陰陽順接大關

鍵語必須互以陽進病退方爲該括而不互者○

在○起○下○文○耳○條中厥少熱多厥多熱少是題中

二眼目合而泰之首二條出治方三四條出脉法

五六七八條出證九十條出日子欲人彼此互照

凡陽勝而應下者其脉必數必發熱而不下利間

有利者必兼發熱而無汗有汗者必兼發熱利止

而咽疼又必小便短而赤必嘿嘿不欲食必煩燥

厥陰

十三

式好堂

厥陰所主者
血是爲有形
之陰治此者
只求陰平陽
秘不宜過燥
以傷血故烏
梅丸外有當
歸四逆湯之
主懿不同少
陰之溫法也

卷十二

而兼滿必曰子熱多于厥而非平等也凡陰勝而

主烏梅丸者其脉必遲必厥而下利不復發熱又

必小便利而白必欲得食而不能食必不煩燥雖

煩而不兼胸脅滿必曰子厥多於熱而不平等也

只爲世人將仲景文字逐條看去不復通篇理會

遂如瞎子摸路無有着處卽如厥熱一證逐條取

註如題起止縱令字句明晰然以此條合之彼條

則齟而以彼條合之此條更齬不知以此臨病從

何着眼從何着手于今予稍稍條之敢不百拜頂禮

目千手千眼大慈大悲張仲景夫子哉。世人妄言傳經之厥爲熱厥直中之厥爲寒厥斯言謬甚三陽之厥多得于失下此爲熱厥少陰之有厥悉屬寒至于厥陰之熱厥僅有傷寒一二日至四五日而厥者一條若熱少厥微指頭寒一條寔卽此條熱深厥亦深熱微厥亦微之註脚外是更無熱厥證矣果如傳邪之說則在四五日固得矣中何云一二日至四五日哉一二日不知何經之傳而神速且若此余再爲剖之論中云陰陽不相

厥陰

式好堂

傷寒論後條辨 卷十二

順接便爲厥此厥字內兼有發熱字在內當其發

熱不復見厥與利是爲陽勝而陰退熱也非寒也

及其變厥而利不復發熱是爲陰復而陽退寒也

非熱也熱則眞熱寒亦眞寒唯視夫勝復以遞爲

先後耳何得稱厥以熱之名哉唯一二日至四五

日而厥一條其厥自夾發熱而來且有裏證可驗

與夫單發熱單厥逆者不同此孤陽獨勝不容陰

復之證比之蚖厥一證爲孤陰獨勝不容陽復之

證對待而看又兩與彼之厥而復熱熱而復厥者

不同其曰厥應下之者下其熱非下其厥也此外
遇發熱則可下遇厥則萬不可下矣推緣其故厥
陰與少陽一府一藏少陽在三陽爲盡陽盡則陰
生故有寒熱之往來厥陰在三陰爲盡陰盡則陽
接故有寒熱之勝復凡遇此證不必論其來自三
陽起自厥陰只論熱與厥之多少熱多厥少知爲
陽勝厥多熱少知爲陰勝熱在後而不退則陽過
勝而陰不能復遂有喉痺便血等證厥在後而不
退則陰過勝而陽不能復遂有除中及

傷寒論後條辨　厥陰　　　　　　五　　　式好堂

傷寒論後條辨　卷十二

亡陽等死證所以調停二治法須合乎陰陽進退
之機○陽勝宜下須待殘陰退盡方下之況小承氣
湯中業已去芒硝之寒而有厚朴之溫○在厥陰中○縱加
破陽以行陰最為合劑○陰勝宜溫不待其勝也○縱
有陽邪一見厥利便宜烏梅丸聚辛熱之品而加
苦寒之佐在厥陰中破陰以行陽○雖有上熱如首
條○消渴氣上撞心等證亦不慮其扞格也○一則治
之不嫌遲○一則治之務須早○則又扶陽抑陰之
旨耳○陰證脈沉一見發熱總無關表○在少陰便

此證得之六
七日試問六
七日前是何
證候傳經直
中之證二者
定有不有盾

四目 二十

屬亡陽在厥陰輒妨勝復亡陽之熱固有煩燥諸

熱證然必兼汗出與自利此為陰寒勝復之熱亦

有煩燥諸熱證然必不汗出與自利此為陰燥唯

日陰燥故不可發汗而可下耳

傷寒六七日脉微手足厥冷煩燥灸厥陰厥不還者

苑

陽氣退其病為進陰盛故也陰盛不已而陽亡以

陰陽不相順接之病坐令陽亡而死不歷歷指出

何以為警懼也脉微厥冷而煩躁是即前條中所

傷寒論後條辨 厥陰 卋 式好堂

矣。

淚陰以發熱
爲佳兆豁此
熱爲陽熱佳
兆遂成凶機
舁病氣也有
人事焉。

四百
二十

四百
廿一

卷十二

○引藏厥之證。六七日前無是也。今巳至是雖欲扶
陽無可扶矣所恃灸厥陰以通其陽灸而厥不還○
陽氣絕也宛而巳矣○

傷寒發熱下利厥逆躁不得臥者死。○
發熱而厥還利必止厥證以此驗陽復也。今既發
熱不但厥利不退。而且躁不得臥。則知孤陽巳從
熱散矣烏得不死○

傷寒發熱下利至甚厥不止者死。○
不必躁不得臥也。縱無此證而發熱下利至甚厥

實

發熱而厥前
可移復至于
下利順厥渦

也。

不止者亦死須步步防有危機蓋陰竭則陽必脫

四百
二十
三

發熱而厥七日下利者爲難治。

熱則不厥發熱而厥陽外陰內已屬商徵加之下

利裏氣虛陽益難回矣惜乎何不圖之七日前也。

四百
三十

傷寒六七日不利便發熱而利其人汗出不止者死。

有陰無陽故也。

傷寒六七日雖陰陽未見其朕負然而助陽消陰

之理圖之貴早未可以不利輒爾嘻嘻也我方持

傷寒論後條辨　　厥陰　　十七　　式好堂

有陰無陽，即
是陰陽不相
顧痉處醸之
而成故敗條
者以發熱始
以厥利終蓋
即前條之始
發熱六日，厥
反九日而利
及傷寒先厥
後發熱而利
者必自止見
厥復利等証
從前揔非死
證不意淪于
不可收拾如
死可見不相

卷十二

之以緩彼且乘我以驟便發熱便利便汗出不止○
緣從前陽神巳爲陰盡逆今雖欲復而無陽可復○
則其死也不死于陰陽不相順接而死于有陰無
陽有志斯道者可不于扶陽二字日三省云仲景
以此句作結乃篇中之大關鎖令人講死處只將
言外之旨實欲人刻刻置死之一字於膜中余于
證候敘述一遍亦何難付死之一字於慶外哉仲景
仲景傷寒論每讀一廻輒增一廻戒嚴自嘆年邁
矣不審尚得幾千百廻仲景之朴教也○條中以

順接之陰陽

從此處續之
者人事也續之
此處斷之者
人事也微哉
危哉
熱熱輕不兼
【厥厥利則陽
從肉奪汗則
不止復陽從
名奪固不必
從厥處斷其
有陰無陽矣

陰陽不相順接作起句而以有陰無陽作結句乃
一篇之大題目再細研之傷寒先厥後發熱而利
者必自止見厥復利即人心維危道心維微之旨
也烏梅丸外不雜出一方即惟精惟一之旨也雖
有厥應下之法而末後則曰厥少熱多其病愈
寒多熱少陽氣退故為進則允執厥中之旨何莫
不存乎其人哉讀仲景書徒贊其奇徒贊其妙亦
只一部好醫書耳須于言外得其告誡之意方知
論中一字一句莫非典謨誓誥之體也

傷寒論後條辨　卷十二

汗下後利而
厥冷更無熱
怒此陰証之
常員須以當
法治之大汗
若大下利有
以此為句者
非是、

此以無熱熱
證知為手足
厥令之歟

四百
三四

晉三
四

大汗若大下利而厥冷者四逆湯主之、

至若手足厥冷之厥純是陰寒用事多從少陰移
來與本經陰陽不相順接之厥另是一種不得李

代桃僵也蓋少陰之厥冷多得之自中厥陰無此
也必因誤汗及誤下而來其治之之法一準於少
陰而已如大汗若大下利而厥冷者固四逆湯溫
之之一證也

大汗出熱不去內拘急四肢疼又下利厥逆而惡寒
者四逆湯主之。

此證有發熱
證狀曰熱不
太則熱先而
厥後故不在
死例。

内拘急四肢
疼與氣上撞
心心中疼熱
有動靜之殊

但厥陰之因誤治而成厥冷其見證亦與陰陽不

相順接者不同彼證見厥利則不汗出熱必去則

厥熱並見者有之所云厥深熱亦深厥微熱亦微

是也然必不下利更詳其兼證則有煩燥嘔而胸

脅滿諸項今因大汗後汗雖出而熱不去熱不閟

表可知不唯無煩躁等證而且内拘急四肢疼自

是寒熱殊途矣以此而見下利厥逆之證且復惡

寒一團純陰主令自是四逆湯證而非烏梅丸證

也。或曰此症大汗出熱不去何爲不在亡陽死

傷寒論後條辨

厥陰

九

武好堂

傷寒論叅訂 卷十二

證列曰亡陽由于寒虛此證內拘急四肢疼而惡
寒尚兼寒實者陰陽脫離寒實者陽得陰戀
故可行溫法也或又曰子欲剖陰陽不相順接之
厥爲烏梅丸證四肢逆冷之厥爲四逆湯證誠鑒
鑒乎言之矣不知先厥未熱之時何從得其非手
足逆冷之厥屏四逆而用烏梅也曰仲景首條所
揭消渴氣上撞心心中疼熱飢而不欲食食則吐
蚘之證單爲陰陽不相順接六字下註腳也彼以
未見厥利故有下之利不止之戒其上句先結

烏梅丸為胃
家藥而以之
治厥者何也
四服皆稟氣
于水穀而受
氣于陽明也

筆曰食則吐蚘雖未出方而備寫出一上熱下寒

之證則烏梅丸一方已隱隱現在食則吐蚘句之

前矣首條示烏梅丸之影蚘厥條乃現烏梅丸之

形又恐世人祇從形上索摸不以烏梅丸為主厥

而徒以烏梅丸為主蚘影反被形遮矣故又施一

肇曰主久利方蓋蚘厥條祇有厥而無利故故也世

人以此句為絕筆不知仲景復出一條曰先厥後

發熱而利者必自止見厥復利以後利字頂前利

字真是絕處逢生矣後利字既可頂前則前烏梅

厥陰

二十

式好堂

卷十二

九獨不可以接後乎前後互映並不露出揭證益

以陰陽不相順接句作骨子則首條所揭之證内

巳包有厥利之機而凡厥利處皆具有首條之證

仲景不必言而無不言矣其首條之證不下利而

發熱則為陽勝其首條之證不發熱而厥利則為

陰勝勝而復復而勝總是首條證為之胚胎也故

有首條一二證而發厥下利者乃陰陽不相順接

之厥利烏梅丸證也無首條一二證而發厥下利

者雜證之厥利非陰陽不相順接之厥利即非烏

厥陰揭條云不可下者何也上熱下寒也復云厥應下之者何也

梅九證也其于發熱也亦然蓋厥陰以陰藏而生下焦寒其體也而所司者風所挾者相火熱其用也體用循環理固如此體則無形用固有象所以也體用循環理固如此體即伏于用之中觀下之利不止一語危哉微哉故知烏梅九一方即有所首條所揭者厥陰之用也而體即伏于用之中觀厥陰中主方厥應下之以云救耳有所法即有所禁故于中復夾黃芩湯一方合夫下之利不止發汗則口傷爛赤是為三禁耳其餘四逆湯而下隨證隨方以其乘之雜則亦應之雜在厥陰中直附初復熱在皮膚未嘗有隨

陽欲接而不
能接故脈促

厥深熱深熱
在藏此厥熱

也

庸置之故雖下利之證亦復星羅碁布而烏梅九

則縶不容假借呼其嚴乎。

四百二五

傷寒脉促手足厥逆者可灸之。

外此而有諸四逆諸厥之不一其中多有伏陽鬱

熱所致然總屬厥陰主事可以隨證立法定方而

縶不可下也。脉促而厥此乃陰盛覆陽之厥也灸

之使溫從膚入則陽向表宣故可舍脉而治證也。

四百二六

傷寒脉滑而厥者裡有熱也白虎湯主之。

脉滑而厥此乃陽實拒陰之厥也白虎湯涼能清

名緣故陰
中現出陽脉而

四百
二七

手足厥冷者
邪氣内阻也
不驗者緊而
不常往來中
候一見也此
條與揭條主
證雖有同處
須判之以消
渴。

四百
一八

裏而辛亦解表故可舍證而治脉也

病人手足厥冷脉乍緊者邪結在胸中心下滿而煩

飢不能食者病在胸中當須吐之宜瓜蒂散

至若手足乍冷其脉乍得緊實者此由陽氣為物

所遏而不得外達以致厥也考其證心下滿而煩

煩因心滿可知飢不能食不在胃可知以此定

其為邪結在胸中也夫諸陽受氣于胸中胸中被

梗何能復達於四末但須吐以宣之不可下也

傷寒厥而心下悸者宜先治水當與茯苓甘草湯却

厥陰

二十二

式好堂

厥爲土氣水
爲容氣經曰
治容宜急恐
其併及于陰
犯土凌心陽
不得復也

四百
二九

治其厥。不爾。水漬入胃必作利也。

外此。有寒因水停而作厥者其證以心下悸爲驗。

厥陰有此多因消渴得之水其本也寒其標也不

先水而先厥。且防水漬入胃敢下之乎。

不至。咽喉不利吐膿血泄利不止者爲難治麻黃升

傷寒六七日。大下後寸脉沉而遲手足厥逆下部脉

麻湯主之。

外此更有營衛及脉氣被阻而作厥者。如大下後

寸脉沉而遲陽神陷裏而上焦之津液固已先傷

經曰營為根
衛為葉營衛
俱微則根葉
枯槁而寒慄
欬逆涎唾吐
涎沫也與此
證同源蓋營
衛傷而燥氣
乘之也

也兼以手足厥逆胃陽不升中焦弱也下部脈不
至腎陰虧乏下焦竭也肺既以胃虛無稟菀而生
熱而下部陰亡復不能滋潤肝木以致肝火乘金
注肺而成肺痿此三焦燥涸不能營養四末之厥
方虞泄利不止重亡津液為難治故下之平膏苓
麥冬清上焦之熱姜朮苓甘補中焦之虛芍藥知
母滋下焦之液更佐麻升歸桂引清涼之氣而直
達乎營與衛使在上之燥氣一除則水母得源而
津回降下腎氣亦滋矣

厥陰

二十三　式好堂

卷十二

世多血厥與
此亡血之厥
又不同則挾
瘀不挾瘀之
分也

四百
三十 傷寒五六日不結胸腹濡脉虛復厥者不可下此爲

亡血下之死

諸四逆厥之不可下者已條而析之矣更得言夫

虛家亦然之故傷寒五六日外無陽證內無胸腹

證脉虛復厥則虛寒二字人人知之誰復下者誤

在肝虛則燥而有閉證寒能澀血故也故曰此爲

亡血下之死

四百
三一 病者手足厥冷言我不結胸小腹滿按之痛者此冷

結在膀胱關元也

下焦爲生氣
之原冷結于
此周身之陽
氣俱無所仰。
故手足厥冷。

益不可也。

若發厥雖不結胸而小腹滿實作痛結則似于可
下然下焦之結多冷。不比上焦之結多熱也。況膀
胱關元之處尤爲藏室。下之發動藏氣害難言矣。

三

手足厥寒。脈細欲絕者。當歸四逆湯主之。若其人內
有久寒者。宜當歸四逆加吳茱萸生姜湯主之。

且血虛停寒不特不可下也弁亦難用溫益虛姜
附葷之僭而燥也。須以溫經而兼潤燥和陽却兼
益陰爲治。故在厥陰經逢手足厥冷脈細欲絕者。

少陰所主者。
氣厥則爲寒。
當納火歸腎。
厥陰所主者。

傷寒論後條辨　厥陰　二十四　式好堂

卷十二

血厥則爲虛
當溫經復營
此大法也。○
水中陰燥潤
○劑輒防陽氣
從流下而忘
反故用 四百
桂辛于
陰中升陽。三三
也○

寒虛兼燥爲多當歸四逆湯主之卽此可該亡血
之治也○內有久寒者加吳茱薑降而散之卽此可
該冷結膀胱之治也

傷寒四五日腹中痛若轉氣下趨少腹者此欲自利
也○

轉氣下趨少
腹者胕布疏
泄之金而動
及脾也
腹痛固是陰
寒厥氣上逆
者挾陽黃連
湯證是也。氣

若四五日內不唯不大便而腹中痛○痛則異于亡
血家之腹濡腹中則異于冷結家之膀胱關元疑○
爲可下矣○不知厥陰少腹之分虛而有寒則木火
焰微不能速腐水穀致中焦之氣難于轉動而作
下趨者純陰

此證是也。

痛也。待其氣轉自當下趨彼少腹之陰寒得胃陽
衝之而腹滿自下腹痛自除故以爲不可下也。

傷寒本自寒下醫復吐下之寒格更逆吐下若食入
口卽吐乾姜黄連黄芩人參湯主之。

前證雖得之傷寒要其人平素下焦本自寒也醫
不揣其本見其四五日不自利加之腹痛則必不
能食疑爲關格證吐而復下之以平素之寒原格
於下今更遭吐下之逆治致陰陽不相順接下焦
之寒未徹而上焦之熱轉升不關格而開格矣食

傷寒論條例辨　卷十二

人口即吐是有火也故用苓連苦以降上焦之陽

逆姜參溫以補中焦之虛寒胃陽得煜仍可轉氣

而下衝一自利止矣此屬虛家未發厥而

陰陽不相順接之故得之誤治非屬本病故仍從

烏梅丸倒酌用此方救誤尚自有法不爾救之無

可救矣何可下也

下利脉沉而遲其人面少赤身有微熱下利清穀者

必鬱冒汗出而解病人必微厥所以然者其面戴陽

下虛故也

疏泄之令上
行則不復下
行故得轉矢
汗出而下利
目止曰下虛
故也指少陰
腎言上熱由
于下寒所腎
可以同治

厥陰經之病最難辨識者無如于厥○厥證得其條
緒○外此應無犯于矢○然不在厥例者尚有三證曰
下利○日嘔○日噦更當一一終其說○下利脈沉而遲
寒診非虛診也○所下者清穀裏寒可知面少亦身
有微熱○表陽為寒所持讋不得越○可知其解也必
由汗出○表讋故也而其汗也必先讋胃寒持故也
病人必微厥指未解前言即讋胃中之一證○裏寒
故厥陽不其虛故微○下虛故也○正見虛在下而不
在上所以成戴陽之證虛字當寒字看陽以陰為

厥陰

二十六

武好堂

傷寒論後條辨 卷十二

根陰中無陽而陽在上故曰戴陽。

四百
三六

○下利清穀裏寒外熱汗出而厥者通脉四逆湯主之○
外熱指面赤身微熱言上條出證此條出方唯汗
出而厥何稍不同前證汗出解應均解何得復有
厥證蓋陰寒之所持者重汗雖出而陽不能盡出
也故用四逆加葱於濟陰助陽中兼通表氣。

此汗非陰汗
陽鬱在表而
不下通也與
少陰身反不
惡寒同看。

四百
三七

○下利手足厥冷無脉者灸之不溫若脉不還反微喘
者死。

前條四逆之加葱者以有沉遲之脉寒則實而陽

脉屬先天灸
法只救得後
天救不得先
天。

陽氣根于脉・
脉不還于足
斷無溫理。

疏泄之令妄
行而邪性方

不虛故可用耳若下利厥冷而無脉者陽氣垂亡

雖灸法不能保其必溫矣厥不還反微喘者孤陽

隨火氣而上脱也洵矣葱根之宜審加也

四 三八　下利後脉絕手足厥冷晬時脉還手足溫者生脉不

還者死。

可見下利陽脱不脱全惡乎脉灸之後還不還只

晬時而生死判矣奈何不求生于早哉

四百 三九　傷寒下利日十餘行脉反實者死。

無脉者虛象也然陽脱不必盡見脉虛下利甚脉

厥陰

二十七　式好堂

〔暴誰能止之
者、四百
四十

陰中現陽而
脈復不九、
四百
四一

傷寒論後條辨　卷十二

反實者真藏之氣獨見胃氣不能與之俱則亦死

下利有微熱而渴脈弱者令自愈、

下利脈絕者死脈實者亦死必何如而脈與證合
也緣厥陰下利為陰寒勝微熱而渴則陽熱復也

脈弱知邪已退而經氣虛耳故令自愈

下利脈數而渴者令自愈設不差必清膿血以有熱
故也

脈數而渴陽勝陰矣亦令自愈若不差則陰虛熱
入經所云脈數不解而下利不止必協熱而便膿

〔有熱指經中
實邪言、

血是也。

下利脈數有微熱汗出令自愈設復緊為未解。

下利脈數寒邪已化熱也微熱而汗出邪從熱化以出表故令自愈設復緊者未盡之邪復入於裏陰之下故為未解蓋陰病得陽則解故數與緊可以定愈不愈即陰勝陽勝之下利亦當以此脈斷。

下利寸脈反浮數尺中自濇者必圊膿血。

浮數者陽盛濇者陰虛陰虛而陽下湊必隨經而圊膿血。

四二

設復緊復字作躁復復字看脈數復有微熱汗出正是陽神初復之兆未得溫中欲陽入內故寒邪再集

四百

四三

陽盛陰虛道成其燥陰證不應見浮脈故云反

未宜下沉沉
之太過則見
弦微弱者不
得如經之脉
也微弱之數
為腎水溫之
不嫌緊熱

四百
四五

四百
四五

傷寒論後條辨 卷十二

下利脉沉弦者下重也脉大者為未止脉微弱數者
為欲自止雖發熱不死

下利脉沉弦者此名陰也沉為在裏弦為拘急木
氣下沉而水為之吸則乘其潤下之性而欠流利
故為下重即滯下證也脉大即沉弦中之大木勢方
盛也微弱數即沉弦中之微弱數木邪既殺而陰
從陽化也且不死者與陰病身熱逼汗而亡陽者
殊議也反而言之脉大身熱者死可知矣

下利清穀不可攻表汗出必脹滿

汗荊所以發邪陽之在表也表若無邪必援及裏陽而对渗遂生内寒

四百
四六

下利之脉法詳哉其言之矣治則云何下利清榖

此爲裏虛反攻其表則汗出而陽從外渗濁陰得

内塡脹滿所由來也。

下利腹脹滿身體疼痛者先溫其裏乃攻其表溫裏

宜四逆湯攻表宜桂枝湯。

下利不可攻表敬聞命矣兼有表證則云何腹脹

滿者裏寒也身疼痛者表滯也先裏後表治例不

殊太陽也。

肝氣中行能逼表裏下比小陰之純裏無表故本經有兼及太陽治法。

四百
四七

熱利下重者白頭翁湯主之。

傷寒論後條辨　　厥陰

二十九　　式好堂

卷十二

上熱下寒此比
曰有熱前非
菁不得熱此
厥陰(之)消渴
四百
四八

治寒利之法厥證中詳之矣。厥陰多熱利治則云。

何。熱利則下重。肝氣不行。熱傷氣而氣滯也。白頭

翁湯主之。熱滌則腸堅。異乎少陰之四逆散矣。

滌則津回異乎少陰自利而渴之爲下焦寒矣。

熱利則飲水。邪熱耗其津液也。白頭翁湯主之。熱

下利欲飲水者以有熱故也。白頭翁湯主之。

四百
四九
下利

下利譫語者。有燥屎也。宜小承氣湯。

熱利則譫語。燥屎在胃。水不停留滯愈乾滷宜小

厥陰受病前
胃中素有燥
邪蟲復見故
木興土冬土

承氣湯病在厥陰治。在陽明與少陰同法而承氣

其令也與陽
明少陽合病
可看

有大小之異何也陽明在少陰爲我剋下之不妨

于過。在厥陰爲剋我下之寧唯不及也。

此。
不得液故有
利後多燥心
所氣通於心

四百
五十

下利後更煩按之心下濡者爲虛煩也宜梔子豉湯

熱利則煩得之利後而心下不鞕此爲虛煩餘熱

乘虛而客于胸中也宜梔子豉湯胸中之邪厥陰

無異于太陽也。

四百
五一

嘔而發熱者小柴胡湯主之。

嘔在厥陰是爲寒邪上逆從陽則宜從陰則逆何

謂從陽嘔而發熱是也此厥陰傳少陽也故用小

經曰厥陰之
二處氣治之
中見少陽故
嘔而發熱故

厥陰

三十 式好堂

傷寒論後條辨　卷十二

中時見府證

四百
五二

柴胡湯從少陽治

嘔而脉弱小便復利身有微熱見厥者難治四逆湯
主之。

此為三陰合
病淪于有陰
無陽也。

五二
三

何謂從陰嘔而脉弱厥陰虛也小便復利少陰寒。
也。上不納而下不固陽氣衰微可知更身微熱而
見厥則甚寒逼微陽而欲越故為難治此從少陰
移來故用四逆湯從少陰治。

乾嘔吐涎沫頭痛者吳茱萸湯主之。

至若厥陰本經之嘔則為乾嘔寒在厥陰只循厥

陰之經而見證吐涎沫者足厥陰之脉挾胃寒邪

來剋也○頭痛者厥陰之經氣上巔陰寒逆上也吳

萸佐生姜而辛散則頭痛可已○人參佐大棗而溫

補則吐沫可蠲○添薪接火火升而水自降之治也○

四百
五四

嘔家有癰膿者不可治嘔膿盡自愈

嘔涎沫之家若見癰膿此非肺癰之比乃前時失

溫以致寒邪與津液摶結而成○不可治其癰癰由

膿結膿卽沫成只此吳茱萸湯辛溫補散嘔膿自

盡而愈不知此而改用辛凉二便利於下而津液

寒生獨而滯
在營故有此
要之先癰膿
而後嘔與先
嘔而後有癰
膿者各看○

枯於上不可爲矣。

傷寒大吐大下之極虛復極汗出者以其人外氣怫鬱復與之水以發其汗因得噦所以然者胃中寒冷故也。

歲之一證則亦有虛有實虛自胃冷得之緣大吐大下後陰虛而陽無所附因見面赤以不能得汗而外氣怫鬱也醫以面赤爲熱氣怫鬱復與水而發汗令大出殊不知陽從外洩而胃虛水從內搏而寒格胃氣虛竭矣安得不噦黜出胃中寒冷字

是亦吳茱萸湯之治也。

傷寒、噦而腹滿、視其前後、知何部不利、利之則愈。
實自下隻壅閉衝氣逆上得之木不能沉而上阻
故噦而腹滿前部不利者衝氣與水搏後部不利
者衝氣與火搏也視前後二便而疏泄之水與火
兩無所得而衝氣歸元矣。

厥陰中風脈微浮爲欲愈不浮爲未愈。
浮則木氣外達而風并上行厥氣得陽而自解矣。
不浮爲未愈太少內須俱互有此句

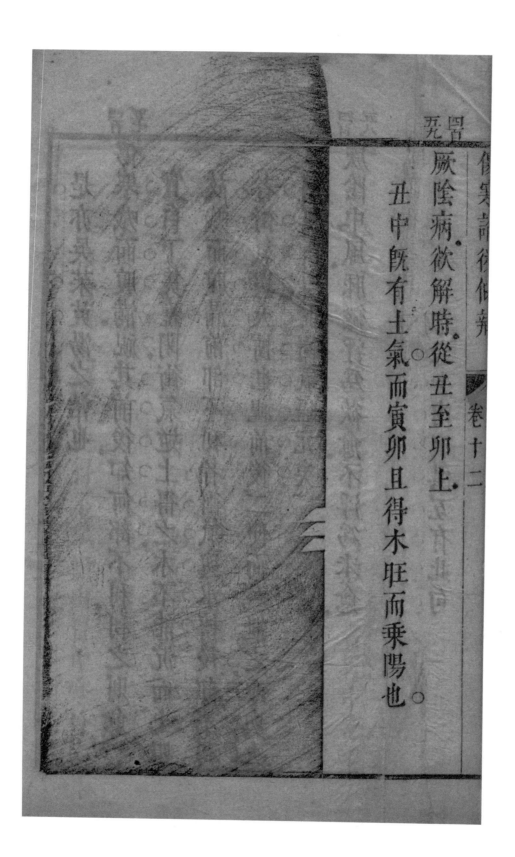

厥陰病欲解時從丑至卯上

丑中既有土氣而寅卯且得木旺而乘陽也

傷寒論後條辨數集目錄

卷之十三

辨霍亂病脉證篇

辨陰陽易病

辨差後勞復病

卷之十四

辨不可發汗病脉證

辨可發汗病脉證

辨發汗後病脉證

傷寒言⋯⋯

辨不可吐病脉證

辨可吐病脉證

辨不可下病脉證

辨可下病脉證

卷之十五

一百一十三方目　一百一十三方

附

王叔和原論編次　方有執原條辨編次

喻嘉言尚論篇編次

目終

新安程應旄郊倩條註

辯霍亂病脉證篇

孫男士楚幼艮 校
姪孫象恒次咸

六經之前有痓濕暍以其病陽而脉則陰在傷寒
別為一病不嫌其為陰也六經之後有霍亂以其
病陰而證則陽在傷寒混為一病最惡其為陽也
名曰霍亂雖指病言然熇亂六經莫此為甚則亦
此之為莠為鄭之意云乎

傷寒論後條辯

霍亂

式好堂

六十

卷十三

日病有霍亂者何答曰嘔吐而利是名霍亂

凡病至而能奠安治定者全藉中集脾胃之氣為

之主今則邪犯中集卒然而起致令脾胃失其主

持一任邪之揮霍嘔吐下利從其治處而擾亂之

是名霍亂毋論受寒中暑及夾飲食之邪皆屬中

氣乖張陰邪來侮變治為亂之象與傷寒毫無干

涉定亂先須正名也

問曰病發熱頭痛身疼惡寒吐利者此屬何病答曰

此名霍亂霍亂自吐下又利止復更發熱也

霍亂之證僅見嘔吐而利。誰不知責重中焦者不。
無如中虛受擾外氣輒亦失治病發熱頭痛身疼
惡寒夾此吐利而來表裏之間倉卒摸不着頭腦
故從屬定名破太傷寒不欲人以表熱裏也且此
證不但有表寒可感更今人惑及表熱以陰得陽
而利止止復更發熱也正宜從發熱處復盡其陽
則嘔吐亦繼此得止其寒熱總非外因若不撤
去傷寒二字臨證解有不誤者
今寒其脉微濇者本是霍亂今是傷寒却四五日至

經上轉入陰·必利本嘔·下利者·不可治也·欲似大
便·而反失氣·仍不利者·此屬陽明也·便必鞕·十三日
愈·所以然者·經盡故也·
以證而論·何莫非傷寒·須從脈法中辨之·方不至
以標亂本·微濇者胃陽虛而陰邪侮之診·本是霍
亂·並非傷寒·今人不從脈而從證·竟以爲是傷寒
也·是傷寒·則必作傷寒治·微陽初復·漫徹其熱·四
五日·至陰經上·陽轉入陰·必復利矣·以未止之嘔
加以新復之利·有陰無陽·遂成不治·則傷寒二字

卷十三

誤之也○如欲似大便而反失氣仍不利則從前所

復之陽巳歸入陽明無所復傳矣大便必鞕然其、

愈也雖不轉入陰却遲至十三日經盡方得併盡

其陰雖不愈則仍是傷寒二字以失氣而虛其胃耽

阻使然耳故便雖鞕究非可攻之陽明也○

四百
六二

下利後當便鞕鞕則能食者愈今更不能食到後經

中顃能食復過一經能食過之一日當愈不愈者不

前證得屬陽明而愈巳為僥倖而僥倖中尚伏危

屬陽明也

三

卷十三

〇一七三冊

機未遂晏然也雖便鞕必能食方是胃陽得復其
愈也方為真愈今更不能食則便雖鞕而熱未除
愈不愈未可知也更須驗及後經到後經中顔能
食或者胃陽尚在熱雖未除不妨再過一經復過
一經能食過於前則吉與凶判於此一日矣騍多
食則亦騍當愈熱因能食而除胃陽復也此一日
不愈反能食而熱不已則胃陽已經華職屬除中
之能食不屬陽明也以萬物所歸之陽明不能統
屬利止之霍亂究凶變所由來非本是霍亂之故

四
六四

寒多不用水者理中丸主之

霍亂頭痛發熱身疼痛熱多欲飲水者五苓散主之

正名可不慎之於始歟

經只是四五日至陰經上轉入陰之大咎耳從脈

而今是傷寒之故則雖十三日後一過經而再過

○○○○○○○○○○○○○○○○○○○○○○○○○○○

霍亂傷寒不可或誤者以其病屬正虛邪勝陽微

○○○○○○○○○○○○○○○○○○

陰擾含溫經散寒扶陽抑陰外均非其治耳自其

○○○○○○○○○○○○○○○

初證言之雖云霍亂何嘗無頭痛發熱身疼痛之

○○○○○○○○○○○○○○

表證要亦分寒熱而冷裏熱多欲飲水者五苓散

傷寒論後條辨　　霍亂　四　　武好堂

主之於溫經殖土中徹其寒水寒多不用水者理

中尤主之一意溫中補土治法何嘗是傷寒也

自其利止復更發熱證言之惡寒脈微本自虛寒

此而復利者其常也今之利止由亡血之故所以

更復發熱四逆加人參湯主之助陽生陰雖亡血

不入酸寒務復盡真陽爲主豈以發熱是傷寒也

四
五
惡寒脈微而復利利止亡血也四逆加人參湯主之

四
六
吐利止而身痛不休者當消息和解其外宜桂枝湯

小和之

唯吐利俱止毫無霍亂證矣催是身扁不休方可
從桂枝例一和解其外以其中有芍藥之寒故猶
當消息猶曰小和況吐利未止敢恣意於傷寒也

四百
六七　吐利汗出發熱惡寒四肢拘急手足厥冷者四逆湯
主之。

至若吐利汗出發熱惡寒四肢拘急手足厥冷者
幾同於少陰厥陰中亡陽證矣催有四肢拘急一
證尚能戀住其陽則逆湯而外無其主矣尚敢以
發熱惡寒云是傷寒哉

霍亂

五

式好堂

且利小便復利而大汗出下利清穀内寒外熱

脈微欲絕者四逆湯主之。

此證較前叚為孤陽欲脫之象吐利有一且慮亡

陽況旣吐且利而見此乎四逆湯之治内寒猶恐

不勝其任曾外熱是傷寒之外熱云。

四百
六九

吐巳下斷汗出而厥四肢拘急不解脈微欲絕者通

脈四逆加猪膽汁湯主之。

不但巳也吐利未止固宜回陽破陰為急急矣郎

使吐巳下斷猶恐陰邪堅結陽氣難伸所以證則

汗出而厥四肢拘急不解脉則微而欲絕通脉四

逆加猪膽汁湯主之於回陽急救中交通其氣善

後猶難為力如此敢不慎厥初哉

吐利發汗脉平小煩者以新虛不勝穀氣故也

吐利發汗脉平是躁吐利愈後之證言非此時尚

有吐利也陰邪退盡陽回正復乃有此象猶以新

虛不勝穀氣而致小煩則豈有令之穀氣不勝者

從前能勝其傷寒者哉故仲景於前四條詳霍亂

之證而以令是傷寒四字著戒所戒不止於霍亂

霍亂

六

式好堂

也於後七條詳霍亂之治而從本是霍亂四字定

法其法可變遍於霍亂外也其附霍亂於六經後

者殆亦三隅舉一不欲人以傷寒治傷寒之微旨

歟○卒病之來未有不兼太陽一二證見所謂表

也證雖見表狀惡知表中不有裏氣為之根因者

世人據表不察裏輕易與以發散裏氣一虛脉乃

變數而肌熱甚矣不謂熱本于虛更清其熱陽不

能回假熱遂起不知假熱由于中寒展轉在傳經

上詭亂至死不悟此熱為假熱遂以假熱之證追

而各之為溫病為兩感此等余目擊而心傷之者

不啻千百輩矣終雖誤于治熱始實誤于治傷寒

此亂之由也

孔子曰惡似而非為其亂真也一部傷寒論全從

防似上定法迲不能處處設闗防故於六經未列

之前出一痓濕暍作樣子曰傷寒所致太陽病宜

應別論是全論中眼目見六經不有定屬也於六

經旣列之後出一霍亂作樣子曰傷寒其脈微濇

本是霍亂今是傷寒是全論中眼目見傷寒難

傷寒言□□□　　　卷十三

混名也一前一後攔住六經在內有使其不得

蹂越之意緣傷寒為人所靠者六經顧經似矣而

證非證似矣而脈非非之能亂是者以傷寒真者

少似者多耳不為非者亂須從似似處破破之之法

全在於脈脈真方是真證真輒防似似為似為亂只

看前後二樣子則凡在六經有證有脈者俱不難

照此以定關防除非在六經外有證無脈者或不

妨擬議而意治之所以更出易病差後勞復病而

以其餘示例也

辯陰陽易病

傷寒陰陽易之爲病．其人身體重少氣．少腹滿裏急．

或引陰中拘攣熱上衝胸頭重不欲舉眼中生花膝

脛拘急者燒䙝散主之．

燒䙝散主之．

無病人之氣爲正爲清病後人之氣挾邪挾濁男

女交媾以我清正之氣換得彼邪濁之氣而爲病

名曰陰陽易我氣下離彼氣上逆三隻相溷一皆

穢濁之邪布塞經絡中所以有諸見證如條中所

云者燒䙝散主之．緣彼邪之散布於我絡者寔屬

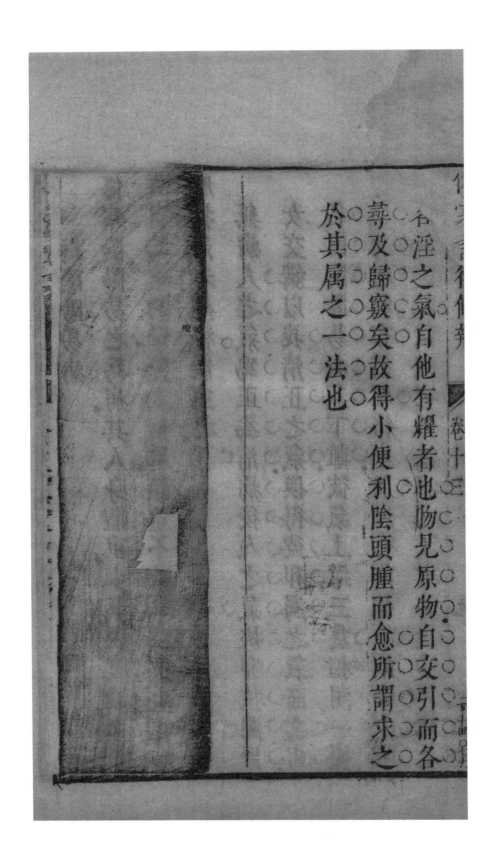

於其屬之一法也

尋及歸竅矣故得小便利陰頭腫而愈所謂求之

不淫之氣自他有耀者也腸見原物自交引而各

辨差後勞復病

大病差後勞復者枳實梔子湯主之．若有宿食者．加
大黃如博碁子五六枚．

傷寒差已後更發熱小柴胡湯主之．脉浮者以汗解
之．脉沉實者以下解之．

大病差後從腰以下有水氣者牡蠣澤瀉散主之．

大病差後喜唾久不了了者胃上有寒當以丸藥温
之宜理中丸．

解後虛羸少氣氣逆欲吐者竹葉石膏湯主之．

傷寒命之茶草 差後勞復 九 式好堂

傷寒論後條辨　卷十三

邪既至不可輒認爲寒須防正氣因攻而虛病

邪已去不可輒認爲虛須防餘邪因補復集故復

出諸條以示隨宜定治之意大抵以正氣初復不以

容邪干爲主可吐則吐積寒梔子湯可主不以新

差遺膈上之煩也可導則導大黃如博碁子五六

枚可加不以新差留胃中之結也熱則解之從小

柴胡并酌其汗下不以新差延經絡之醫也水則

決之甚牡蠣澤瀉散於五苓等不以新差容溝隧

之停也至若胃寒喜唾則用理中丸溫則宜緩不

七百
七十七

因差後而峻溫也虛羸逆吐則用竹葉石膏湯補

而兼清不因差後而純補也只此汗吐和泄溫清

六法當可而施須得除惡務盡之意而後微陽可

護少火得溫凡屬差後之證不過推此例以爲裁

酌非必以數證爲印定之證數方爲印定之方也

病人脈已解而日暮微煩以病新差人強與穀脾胃

氣尚弱故令微煩損穀則愈

脉已解爲眞解猶有強穀微煩之咎以此條之損

殺則愈例之則凡寒溫補瀉間其可不知所樽節

差後勞復

十

式好堂

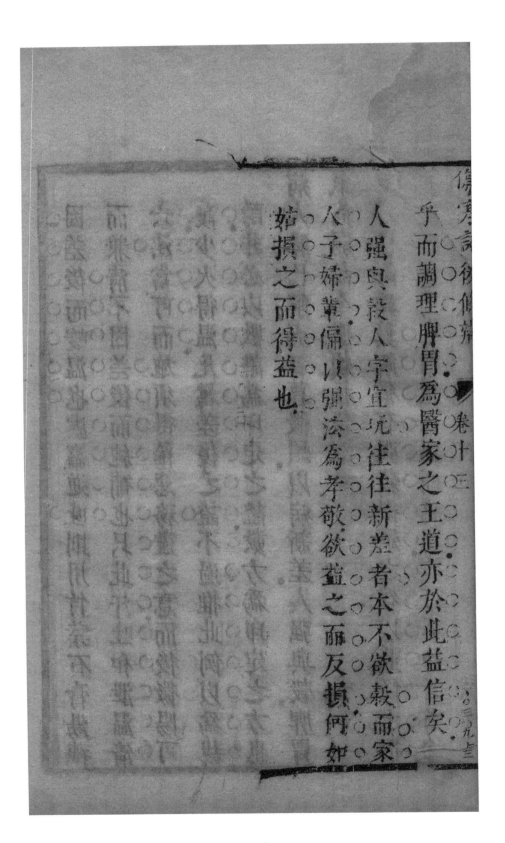

傷寒論後條辨〇卷十正〇

乎而調理脾胃爲醫家之王道亦於此益信矣

人子姊輩偏以強迮爲孝敬欲益之而反損何如

人強與穀人字宜玩往往新差者本不欲穀而家

姑損之而得益也

傷寒論後條辯卷之十四　一名重解

新安程應旄郊倩條註

辯不可發汗病脉證

夫以爲疾病至急倉卒尋求按要者難得故重集諸
可與不可與方治比之三陰三陽篇中此易見也又
時有不止是三陰三陽出在諸可與不可與中也○
以按要難得重集諸可與不可與豈非可與不可○
與尤爲要中之要乎只爲世人欲以汗吐下三法

傷寒論後條辯　　不可汗　　一　武好堂

卷十四

异傷寒而病涉三陰三陽中者往往遭其荼毒故

於篇終尤三致意焉觀其所條嚴於不可與而可

與僅在陪列乃於陪列更加申飭無非一破世人

各承家技之舊不欲其以傷寒治傷寒也所以汗

乎傷寒非止冬令之病而此書非止爲冬令傷寒

吐下法分宜於春夏秋之三時而偏缺于冬季明

而設世之紛紛祖叔和者欲求溫熱病爲傷寒論

補亡則請於仲景所云大法春夏宜汗春宜吐秋

宜下之末先爲補及冬官之效工何如

脉濡而弱反在關濡反在巔微反在上濇反在下

微則陽氣不足濡則無血陽氣反微中風汗出而反

躁煩濇則無血厥而且寒陽微發汗躁不得眠

汗下皆亡津液液生於穀精必須胃陽充足斯得

營衛兩强方可任攻故欲行汗下法先顧關脉爲

主脉濡而弱陽氣虚微之診也弱在關濡浮其巔

舉按皆虛之謂由是胃陽不復上布則微反在寸

而爲陽氣不足若中風汗出而反躁煩其見證也

○汗精更不下溉則濇反在尺而爲亡血若厥而且

卷十四

寒其見證也平常陽微則惡寒陰弱則躁熱今於

寸尺兩反之益由胛胃虛而且冷故上下陰陽氣

血不復交通也則雖上下兩見虛診總以陽微二

字該之責在濡弱之關故也更復發汗奪去穀精

陽亡而陰亦竭躁不得眠之所由來也

脉濡而弱弱反在關濡反在巔弦反在上微反在下

弦爲陽運微爲陰寒上實下虛意欲得温微弦爲虛

不可發汗發汗則寒慄不能自還

不但此也關脉濡弱而胃陽衰甚則弦反在上而

作陽眩微反在下而伏陰寒陽眩在上為上實此

假實也陰寒在下為下虛此真虛也意欲得溫從

病人身上驗之從溫則三焦各歸其部而運自除

所以然者微虛弦亦虛也更發其汗則寒慄不能

自還陰邪上留陽部無復望中集之能運轉矣

白

諸脉得數動微弱者不可發汗發汗則大便難腹中

乾胃燥而煩其形相像根本異源

不但關也更以諸脉言之數動為陽診似可發汗

然其數動也却兼微弱而見則表似實而裏却虛

三

傷寒□□□□□　卷十四

四百
四□

氣似有餘而血實不足也。發汗以奪其陰液則大
便難腹中乾胃燥而煩有似於轉屬陽明證而實
非陽明也。緣未汗之先數動脈形相像於表實。故
發汗之後便難證形亦相像於胃實究其根本實
由發微弱之汗得來。虛與實之源頭自異耳。

厥脉緊不可發汗。發汗則聲亂咽嘶。舌萎聲不得前

從前不可發汗以其脉非汗脉耳。不知即屬汗脉
尤須合證。如云脉陰陽俱緊者麻黄湯主之。固知
汗脉無如於緊矣。然厥而緊者。少陰之緊。非太陽

之緊也宜温而反汗則聲亂咽嘶舌萎聲不得前

四百
八三動氣在右不可發汗發汗則衂而渴心苦煩飲卽吐

以腎脉入肺循喉夾舌本故也

四百
八六動氣在右不可發汗發汗則衂而渴心苦煩飲卽吐
水

四百
八五動氣在左不可發汗發汗則頭眩汗不止筋惕肉瞤

四百
八四動氣在上不可發汗發汗則氣上衝正在心端

動氣在下不可發汗發汗則無汗心中大煩骨節苦

疼目運惡寒食則反吐穀不得前

藏氣不安其位故動緣位中素有邪據本藏之氣

不可汗
四
式好堂

及在依附之間最易離經所恃奠定之者全賴環
中之胃氣為之主發汗虛其胃氣則四藏失所養
反被位邪攻擊而各見離經之象病證雖有左右
上下之不同要其失於建中之義則一也

卷十四

咽中閉塞不可發汗發汗則吐血氣欲絕手足厥冷
欲得踡臥不能自還
汗劑為陽施於陰經則逆咽中閉塞由少陰液少
腎氣不能上通也發少陰汗則下厥上竭故見證
如此

欬者則劇數吐涎沫咽中必乾小便不利心中饑煩

晬時而發其形似瘧有寒無熱虛而寒慄欬而發汗

蹉而苦滿腹中復堅

欬者則劇言欬勢之頻數也加以數吐涎沫依稀

肺痿之證肺傷而液耗氣逆而陽微可知咽乾小

便不利心中饑煩液耗使然晬時而發其形似瘧

有寒無熱虛而寒慄氣逆而陽微使然諸證皆由

於欬則肺傷是其本也更發汗以虛其陽陽與氣

兩傷不復能溫及中下故蹉而苦滿腹中復堅由

滑陽不下布濁陰從下填也。

欬而小便利若失小便者不可發汗汗出則四肢厥
逆冷。

欬而小便利若失小便者金寒則水冷此寒可溫
而不可汗發汗則陽亡而陰遂盛故四肢厥逆冷

四百
九十

諸逆發汗病微者難差劇者言亂目眩者死命將難
全。

諸逆屬少厥居多陰寒極矣發汗是重奪其陽雖
有微劇不同皆關於死明乎陽為人命之根也

傷寒頭痛翕翕發熱形像中風常微汗出自嘔者下
之益煩心中懊憹如饑發汗則致痓身強難以屈伸
薰之則發黃不得小便久則發欬吐

總之發汗為表陽盛實而設則不特陰寒大忌而
陽虛亦非所宜如傷寒頭痛翕翕發熱形像中風
常微汗出自嘔者輕關乎裏與中風之乾嘔
者畧不同汗下薰多俱犯擊實之法故均在所禁
求其治因其殆歸功於固衛和營之桂枝湯耶原
汗之所禁非虛則寒而虛寒之中俱夾有可汗之

四百
五十

表證感人所以太陽經中有桂枝加人參桂枝加

附子等湯不欲人疑桂枝爲表藥而主治之中少

加範圍師可救裏須於此悟及陰陽五根表裏合

一之理耳

辯可發汗證

大法春夏宜發汗

春夏宜發汗者發汗有助宣陽氣之功等於春夏

之發生長育者然窺其意亦責重在桂枝湯今人

盡以麻桂二湯作春夏之禁藥其輕於畔經者由

共重於遞倒例也

四三
九

凡發汗欲令手足俱周時出似漐漐然一時間許益

佳不可令如水淋漓若病不解當重發汗汗多必亡

陽陽虛不得重發汗也○

當重發汗即太陽篇中可更發汗宜桂枝湯之謂

上重字平聲下重字上聲下二句即上文註腳

四
九四

凡服湯發汗中病即止不必盡劑

中病即止亦麻黃桂枝五棗之詞示樽節於中字○

所以嚴不中之禁也

云可發汗無湯者丸散亦可用夏以汗出爲解然

下如湯隨證良驗、

九散僅可從權隨證則不如湯世之守定套方者

則亦丸散之類也○諸條爲可汗者定例而猶復

景於陽之一字不啻如保赤子矣○

申明告誡觀汗多亡陽陽虛不可重發汗二語仲

夫病脉浮大問病者言但便鞕耳設利者爲大逆鞕

爲實汗出而解何以故脉浮當以汗解、

表裏二字重在脉輕在證故出便鞕一證以示例

欲人於脈上定逆從底不至以陽明譌太陽故以

脉浮大設利者為大逆著戒以浮當汗解著沃

下利後身疼痛清便自調者急當救表宜桂枝湯發

汗

云救表矣復云發汗不欲以發汗二字令麻黃湯

偏僻固知太陽之在仲景多是不可汗之太陽

辨發汗後病證

汗多亡陽譫語者不可下與柴胡桂枝湯和其營

以通津液後自愈

傷寒論後條辨

八 式好堂

傷寒論後條辨　卷十四

營衛通津液乃救表之大題目特出此一條以
示例而該括固廣日後自愈不欲人於汗下間求
速效也亡陽讝語此讝語作鄭聲看

四九九

辯不可吐脉證

五百

本篇凡四證已具太陽篇中
辯可吐脉證
大法春宜吐
吐法從升有發陳之義故以春宜寫意

五百

凡用吐湯中病即止不必盡劑也

吐以去上焦之邪上焦爲清陽之分吐之過劑則
邪去而所傷者膻中之陽陽固不可不寶惜也
病留上諸實胃中鬱鬱而痛不能食欲使人按之而

　　　　　　　　　　　　　　　五
　　　　　　　　　　　　　　　百
反有涎唾下利日十餘行其脈反遲寸口脈微滑此　三
可吐之吐之利則止
宿食在上脘者當吐之

　　　　　　　　　　　　　　　五
　　　　　　　　　　　　　　　百
宗氣聚于胸升降呼吸出焉清陽之分豈能容濁　二
　痼滯吐以宣之使升降無碍則條中之證自愈

傷寒論後條辨

屬表邪傳入無形而有形則痞滿結胸另有治

　　不可下

九

式好堂

傷寒論後條辨　卷十四

均非所宜矣。

八手足厥冷脉乍結以客氣在胸中心下滿而煩。

欲食不能食者病在胸中當吐之

客氣在胸中不必有形也而亦從吐例者以其脉

結則胸中自鬱之邪不由表入故可從高越之耳

辨不可下病脉證

脉濡而弱弱反在關濡反在巔微反在上濇反在下

微則陽氣不足濇則無血陽氣反微中風汗出而反

躁煩濇則無血厥而且寒陽微不可下下之則心下

痓頸

此與不可汗首條同汗下均爲亡陽故也誤汗亡

陽分之陽誤下亡陰分之陽無陽則陰獨而地氣

得以上居故心下痞鞕○條中凡云反者皆不應

見而見之意傷寒有此便不可作傷寒治故雖有

汗下證便不可汗下矣全部論中俱要體會此意

脉濡而弱弱反在關濡反在巔弦反在上微反在下

○爲陽運微爲陰寒上實下虛意欲得溫微弦爲虛

不可下也

傷寒言符便旁　十四卷

出逆證而止云虛者不可下不欲人泥定濡弱

弦微之脈象及在關上下之部位凡遇虛邪均可

從欲溫之一法廣意及耳

脈濡而弱弱反在關濡反在巔浮反在上數反在下

浮為陽虛數為無血浮為虛數為熱浮為虛自汗出

而惡寒數為痛振寒而慄微弱在關胸下為急喘汗

而不得呼吸呼吸之中痛在於脅振寒相搏形如瘧小

狀醫反下之故令脈數發熱狂走見鬼心下為痞小

便淋漓小腹甚鞕小便則尿血也

五百
五七

濡弱在關知爲虛矣而浮爲在表數爲在府虛而
有熱在於血分是知少陽之裏分容邪矣經曰有
柴胡證但見一證便是不必悉其況證候班班尤
在三禁之列者乎誤下而未罷之表因虛而盡陷
人少陽之裏分是爲血室受邪故有脉數發熱狂
走見鬼諸見證耳此云脉數是并濡弱之關浮脉
之表俱變數也從此而推及於誤汗其爲奪血又
不必言矣

而緊濡則衛氣微緊則營中寒陽微衛中風發

傷寒論後條辨　卷十四

惡寒營緊胃氣冷微嘔心內煩醫爲有大熱解

而發汗亡陽虛煩躁心下苦痞堅表裏俱虛蝨卒

起而頭眩客熱在皮膚悵怏不得眠不知胃氣冷緊

寒在關元技巧無所施汲水灌其身客熱因時罷慄

慄而振寒重被而覆之汗出而胃巔體惕而又振小

便爲微難寒氣因水發清穀不容間嘔變反腸出顛

倒不得安手足爲微逆身冷而內煩遲欲從後救安

可復追還（疑脫血衰心氣斷此陰陽俱竭）

脉濡而緊陽虛陰盛故胃冷而阻虛陽於在表在

五百
九十

上其自胃而下至關元則無非陰寒之所畜也誤

汗誤水虛陽隨容熱消盡矣何可追救嘔變反腸

出謂清穀夾穢不下行而上出也○此條宜在不

可汗例見諸此者欲以此條之亡陽為下條之亡

陰作對峙也此條之不可汗不可下下條之

不可下亦互有不可汗意

脈浮而大浮為氣實大為血虛血虛為無陰孤陽獨

尺部者小便當赤而難胞中當虛今反小便利而

出法應衛家當微今反更實津液四射營竭血

卷十四

煩而不得眠血薄肉消而成暴液醫復以毒藥

下其胃○此為重虛客陽去有期必下如污泥而死○

無陰而孤陽下陰部倘得小便赤而難則胞中不

虛僅為陽搏陽未離則陰得滯而未散今反小便

利而大汗出則衛氣更微矣其反更實者非衛陽

之實而客陽之實也衛陽猶或抱陰客陽則專於

攻陰故津液四射而為小便利為大汗出熱甚逼

陰所以營竭血盡乾煩而不得眠血薄肉消而成

暴液暴液云者點滴皆火氣煎熬而出猶民脂已

十五

竭徒以暴征成賦也毒藥攻胃則土敗而四藏無

生下如污泥而死所下非津液而藏氣也

傷寒脉陰陽俱緊惡寒發熱則脉欲厥厥者脉初來

大漸漸小更來漸漸大是其候也如此者惡寒甚者

翁翁汗出喉中痛熱多者目赤脉多睛不慧醫復發

之咽中則傷若復下之則兩目閉寒多者便清穀熱

多者便膿血若熏之則身發黃若熨之則咽燥若小

利者可救之小便難者為危殆

陰陽俱緊惡寒發熱者表邪也脉欲厥者夾陰

不可下

十三

式好堂

者必嘔惡水者厥若下之咽中生瘡假令手足溫者

傷寒發熱口中勃勃氣出頭痛目黃衄不可制貪水

枯魚之肆矣故可救不可救上諸此

逆而被刧也小便利者腎汁尚滋小便難者巳成

薰之身發黃者水枯而土燥也熨之則咽燥者腎

若兩目閉若便清穀若便膿血周非少陰之見證

則仍屬水藏虛也發之下之皆能傷藏若咽中傷

喉故也熱多則連及厥陰故曰赤脉多其睛不慧

也表證夾陰所以惡寒汗出而喉中痛腎脉循

必下重便膿血。頭痛目黃者。若下之。則兩目閉貪水

者脉必厥。其聲嚶。咽喉塞。若發汗則戰慄。陰陽俱虛。

惡水者。若下之。則裏冷不嗜食。大便完穀出。若發汗。

則口中傷。舌上白胎煩躁。脉數實不大便六七日後。

必便血。若發汗。則小便自利也。

此溫證夾陰之病。故只發熱而無惡寒證口中勃

勃氣出。頭痛目黃衂不可制陽盛於表也。貪水者。

嘔惡水者。厥陰盛於裏也。下之。咽生瘡上逆之腎

被溫繩也。手足溫者必下重熱邪乘腎虛而陷

不可下

古西式好堂

卷十四

也。此曰手足溫則上旬手足厥可知貪水者聲

嗌咽喉塞寒熱交凝而受閉也發汗亡陽溫雖去

而寒獨留故戰慄故曰陰陽俱虛虛字作寒字看

惡水者溫淺而寒深故下之則裏冷不嗜食大便

完穀出發汗則口中傷舌上白胎頻躁陽虛而被

陰擾不寧於上也脈數實不大便六七日後必便

血腎液枯而逼及血也若發汗則小便自利也此

絕筆腎脫遺尿似不必贅及死字矣

微則為欬欬則吐涎下之則欬止而利因不休利不

休則胸中如蟲齧粥入則出小便不利兩脇拘急端

息爲難頸背相引臂則不仁極寒反汗出身冷若氷

眼睛不慧語言不休而穀食多入此爲除中口雖欲

言舌不得前

諸微亡陽則其欬爲寒欬雖屬肺因却從厥陰移

來蓋寒之深者吐涎其驗也下之則傷及胃土利

因不休利不休則肝邪益恣矣胸中如蟲齧粥入

剞出遂成蚘厥證小便不利者肝氣寒凝不復疏

也兩脇拘急者寒水無陽不復舒布也喘息爲

傷寒論後條辨　卷十四

頸背相引者金僄斂而遭寒木之侮也極寒反

汗出身冷若氷眼睛不慧語言不休者水盛而火

欲亡遂見鄭聲也除中之證唯厥陰有之寒深而

胃陽被奪也口雖欲言舌不能前知心陽已罔諸

水濱矣緣寒莫深於厥陰敵厥陰者唯肺肺先自

寒則一綫之陽全恃胃母之送暖今更并奪其母

周身成氷冷之局而四藏無生矣此證不因有下

之之誤以厥陰之邪爲寒燥故也

脈數者久數不止止則邪結正氣不能復邪氣却結

於藏故邪氣浮之與皮毛相得脈數者不可下下之
必煩利不止。

數脈為陽而在府為日雖多不可止也止藥必寒。

寒則截陽於府而邪結故正氣不能復而遂結於

藏是為虛陽下陷之證故邪氣浮之與皮毛相得

脈數者此為浮數下浮數之脈必煩利不止虛陽

下陷此其驗也。

浮大應發汗醫反下之此為大逆

大與脈浮而大差別盛定純在表也雖有裏證

宜從表發汗下之則爲大逆○

心悸也。

五百五

真氣在右不可下下之則津液內竭咽燥鼻乾頭眩

五百十六

動氣在左不可下下之則腹內拘急食不下動氣更

劇雖有身熱臥則欲踡。

五百十七

動氣在上不可下下之則掌握熱煩身上浮冷熱汗

自泄欲得水自灌。

五百十八

動氣在下不可下下之則腹脹滿卒起頭眩食則下

清穀心下痞也。

動氣誤下是爲犯藏左右上下臨其經氣而致逆

故禁同汗列

咽中閉塞者不可下下之則上輕下重水漿不下臥

則欲跼身急痛下利日數十行

腎邪上逆故有咽中閉塞之證下之陽氣益虛陰

氣益盛故有上輕下重諸見證

諸外實者不可下下之則發微熱亡脉厥者當臍握

外實者先表後裏自有成治誤下則表邪內侵

伤寒論後條辨　卷十四

外熱微而內厥深陽陷陰分○脉不得出故無脉
而當臍握熱握者不移之謂手可捉也○

五百
二三
諸虛者不可下○下之則大渴求水者易愈惡水者劇

五百
二一
諸虛者陰精陽液必有一亡故下之則大渴求水
者亡陰惡水者亡陽故有愈劇之分觀此知仲景
慮誤下之助陰甚于慮誤下之亡陰矣

五百
二三
太陽病外證未解不可下下之為逆○
未解較不解稍異其勢雖欲殺仍須俟之

五百
二三
病欲吐者不可下嘔多雖有陽明證不可攻之

嘔多為少陽半表裏。但有一證便戒攻矣。

五百二四
夫陽病熱多者。下之則鞕。

五百二五
陽病乃熱病之類陰虛而津液少。故表裏熱俱多。下之則胃中水竭其鞕也非轉屬陽明之鞕矣。

無陽陰強。大便鞕者。下之則必清穀腹滿。

無陽陰強陰結病也。大便雖鞕不可下。下則腸虛寒入。故必清穀腹滿。

寒發熱頭痛。微汗出發汗則不識人熏之則喘不便。心腹滿下之則短氣。小便難頭痛背強加溫

五百一方
便心腹滿下之則短氣。小便難頭痛背強加溫

不可下

傷寒論後條辨　卷十四

此證近於溫家有熱無寒汗下溫鍼均禁。

衂血。

腸鳴者屬當歸四逆湯。

下利脉大者虛也以其強下之故也設脉浮革因爾

下利脉大指下之後致逆而言虛字指未下時之

病源而言設脉浮革而下借脉借證以酌治例所

該者廣云脉浮革則非實大俱不可下之脉矣云

因爾腸鳴則非滿堅俱不可下之證矣不可下而

誤下只因有不更衣之證惑人故以當歸四逆湯

属之除可下外其餘非虚閉卽寒閉酌此一方知

中樞另有主之者諸承氣自却步不前矣○○○○○

○○○○○○○○○○○○○○○○○○○

一辯可下病脉證

五百二八

大法秋宜下○○○○○○○○○○○○

物至秋成實非實不下故取宜於此○

五百二九

凡服下藥用湯勝丸中病卽止不必盡劑○

用湯勝丸貴活法也中病卽止示節制也○

五百三十

下利三部脉皆平按之心下鞕者急下之宜大承氣

湯○

不可下

九

武好堂

傷寒論後條辨　卷十四

平者平而實也從大字塌填在下面總無高低之
狀浮起三部皆然其與寸浮關沉之痞利迴別故
當下以大承氣湯

五百
二十二
下利脈遲而滑者内實也利未欲止當下之宜大承
氣湯

遲而滑滑在下而遲在上知為物阻之遲非寒陰
之遲故但下其所阻則内實去而遲得進利自止
矣

五百
二十三
問曰人病有宿食者何以別之師曰寸口脈浮而大

三百
五十

承氣湯。

按之反濇尺中亦微而濇故知有宿食當下之宜大

宿食一證最難拘一故此下詳及之寸口浮大類

平表脉按之反濇尺亦微濇寸尺不應而應在按○

知中隽之有阻矣故下其宿食而愈○

下利不欲食者以有宿食故也當下之宜大承氣湯。

傷食惡食故不欲食與不能食者自別下利有此○

更無別樣虛證知非三陰之下利而宿食之下利○

也○

傷寒論後條辨 卷十四

五百三四
下利差後。至其年月日復發者。以病不盡故也。當下
之。宜大承氣湯。

下利差後而餘邪棲於腸胃廻折處者未盡是爲
伏邪凡得其候而伏者仍應其候而伸下則搜而
盡之矣。

五百三五
下利。脉反滑。當有所去下之乃愈宜大承氣湯。

滑爲實故可行通因通用之法。

五百三六
病腹中滿痛者此爲實也當下之宜大承氣湯。

病腹中滿痛雖陰經可下不必其爲陽明矣。

傷寒後，脉沉沉者內寒也，下解之，宜大柴胡湯

沉沉二字連讀按之重着而不肯浮，又無微弦濇

弱之互而兼雖陰脉可從陽斷矣，改用大柴胡湯

者傷寒後故也

可以下之宜大承氣湯

脉雙弦而遲者必心下鞭，脉大而緊者陽中有陰也

脉雙弦而遲心下鞭寒兼挾飲回非下脉然使弦

中犖大而按緊則非虛寒者比陽中有陰陰字指

實邪言可以下之乃從陽分而破其陰實之法終

傷寒論後條辨

河下

武好堂

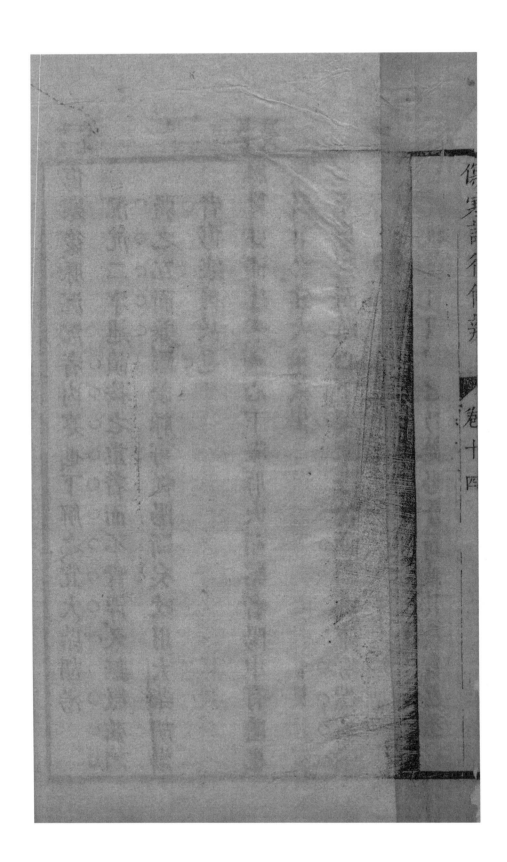

傷寒論後條辨附方卷之十五

仲景一百一十三方循論中所主治者摘而名之
也厥其間差訛移易爲叔和所更張者已不少如
桂枝二越婢一湯及桂枝麻黄各半湯等類是也
今特俻載之以待考不妨姑仍其舊至于因方而
加之以論則自成無已始愛禮存羊併不敢以我
意之所是遂芟去其所非也

桂枝湯

桂枝 三兩去皮辛熱　芍藥 三兩苦酸微寒　甘草 二兩炙甘平

卷十五

生姜_{三兩}辛溫　　大棗_{十二枚}劈甘溫　　右五味㕮咀以

水七升微火煑取三升去滓適寒溫服一升服

巳須臾歠稀粥一升餘以助藥力溫覆令一時

許遍身漐漐微似有汗者益佳不可令如水流

漓病必不除若一服汗出病差停後服不必盡

劑若不汗更服依前法又不汗後服當小促其

間半日許令三服盡若病重者一日一夜服周

時觀之服一劑盡病證猶在者更作服若汗不

出者乃服至二三劑禁生冷粘滑肉麫五辛酒

酪臭惡等物。

成無巳曰內經曰辛甘發散爲陽桂枝湯辛甘之
劑也所以發散風邪內經曰風淫所勝平以辛佐
以苦甘以甘緩之以酸收之是以桂枝爲主甘草
爲佐也內經曰風淫於內以甘溫之以辛散之是
以生姜大棗爲使也

桂枝加葛根湯　照原方訂定

桂枝三兩　芍藥二兩　甘草炙二兩　葛根四兩　右

生薑切三兩　大棗擘十二枚

六味以水一斗·先煮葛根·減二升·去上沫·內諸
藥·煮取三升·去滓溫服一升·覆取微似汗·不須
啜粥·餘如桂枝法將息及禁忌·

桂枝加厚朴杏子湯

於桂枝湯方內加厚朴二兩·杏仁五十箇去皮
尖·餘依前法·

桂枝加桂湯

於桂枝湯方內更加桂二兩共五兩·餘依前法·

桂枝加附子湯

於桂枝湯方內，加附子一枚炮去皮破八片餘

依前法。

桂枝加芍藥生姜各一兩人參三兩新加湯

成無巳曰與桂枝以解未盡之邪加芍藥生姜人

參以益不足之血。

桂枝加芍藥湯

於桂枝湯方內，更加芍藥三兩隨前共六兩餘

依桂枝湯法。

桂枝加大黃湯

傷寒論條辨　　　　　　　　　　卷十五

桂枝二兩去皮　　　　　　　　大黃一兩　　　芍藥六兩

生姜切二兩　　　甘草炙二兩　　　大棗十二枚劈　　右

六味以水七升煮取三升去滓温服一升日三
服

桂枝去芍藥湯

於桂枝湯方內去芍藥餘依前法

桂枝去芍藥加附子湯

於桂枝湯方內去芍藥加附子一枚炮去皮破
八片餘依前法

桂枝去芍藥加蜀漆龍骨牡蠣救逆湯

桂枝去皮三兩　　甘草炙二兩　　生薑切三兩

牡蠣熬五兩　　龍骨甘平四兩　　大棗兩劈十二

蜀漆脚辛平二兩洗去

蜀漆減二升內諸藥煑取三升去滓温服一升

右為末以水一斗二升先煑

桂枝甘草龍骨牡蠣湯

桂枝一兩　　甘草二兩　　牡蠣熬二兩

龍骨二兩　　右為末以水五升煑取二升去滓

温服八合日三服

成無巳曰辛甘癸散桂枝甘草之辛甘○以發散經

中之火邪龍骨牡蠣之澀以收歛浮越之正氣

桂枝甘草湯

桂枝皮辛熱 四兩去　　甘草甘平 二兩炙

右二味以水二

升煑取一升去滓頓服○

成無巳曰桂枝之辛走肺而益氣甘草之甘入脾

而理中

茯苓桂枝甘草大棗湯

茯苓甘平 半斤　　甘草甘平 三兩炙　　大棗劈甘平 十五枚

卷十五

桂枝四兩去皮

右四味。以甘爛水一斗。先煮茯苓

減二升。內諸藥煮取三升去滓溫服一升日三

服作甘爛水法取水二斗。置大盆內以杓揚之。

水上有珠子五六千顆相逐取用之。

成無巳曰茯苓以伐腎邪桂枝能泄奔豚。甘草大

棗之甘滋助脾土以平腎氣煎用甘爛水者揚之

無力取不助腎氣也。

茯苓桂枝白朮甘草湯

茯苓四兩　　　　桂枝三兩去皮辛熱　　白朮二兩苦甘溫

甘草炙

傷寒論後條辨　卷十五

甘草二兩炙

右四味以水六升煑取三升去
滓分溫三服。

成無已曰陽不足者補之以甘茯苓白朮生津液
而益陽也裏氣逆者散之以辛桂枝甘草行陽散
氣

茯苓甘草湯

茯苓二兩甘平　　桂枝二兩去皮辛熱　生薑三兩切辛溫

甘草一兩炙甘平

右四味以水四升煑取二升去
滓分溫三服。

成無巳曰茯苓甘草之甘益津液而和衞桂枝生

薑之辛助陽氣而解表

炙甘草湯

甘草 四兩炙

人參 二兩甘溫

麥門冬 半升去心甘平

生姜 三兩切辛溫

生地黃 一斤甘溫

麻子仁 半升甘平

桂枝皮 三兩去辛熱

阿膠 二兩甘溫

大棗 卅二枚甘溫

右九味以清酒七升水八升先煮八味取三升

去滓內膠洋消盡溫服一升日三服一名復脉

湯

六

武好堂

傷寒論後條辨　卷十五

成無巳曰補可以去弱人參甘草大棗之甘以補

不足之氣桂枝生姜之辛以益正氣聖濟經曰津

液耗散爲枯五藏痿弱營衛涸流澀所以潤之麻

仁阿膠麥門冬地黄之甘潤經益血復脈通心也

〇脈按之來緩而時一止復來者名曰結又脈來

動而中止更來小數中有還者反動名曰結陰也

脈來動而中止不能自還因而復動名曰代陰也

得此脈者必難治。

小建中湯　白芍藥六甘草二甘益甲薑而呼姜五

桂枝三兩去皮辛温

甘草二兩炙甘平　　大棗十二枚擘甘温

芍藥六兩酸微寒　　生薑三兩切辛温　　膠飴一升甘温

右

六味以水七升煑取三升去滓内膠飴更上微火消解温服一升日三服

成無已曰建中者建脾也内經曰脾欲緩急食甘以緩之膠飴大棗甘草之甘以緩中也辛潤也散也営衛不足潤而散之桂枝生姜之辛以行営衛酸收也泄也正氣虚弱收而行之芍藥之酸以收正氣

七

式好堂

麻黃湯

麻黃三兩去節甘溫　桂枝二兩去皮辛熱　甘草一兩炙甘平

杏仁去皮尖辛溫炮　杏仁七十個湯炮

右四味以水九升。先煮麻黃減二升。去上沫。內諸藥煮取二升半。去滓。溫

服八合覆取微似汗不須啜粥。餘如桂枝法將

息。

成無巳曰內經曰寒淫於內治以甘熱佐以苦辛。

麻黃甘草開肌發汗桂枝杏仁散寒下氣。

大青龍湯

傷寒論後條辨　方

麻黄六兩去節甘温　桂枝二兩去皮辛熱去　甘草二兩炙

杏仁五十粒去皮尖苦甘温　石膏碎甘微辛　生薑辛温三兩切

大棗十二枚劈甘温　右七味。以水

九升。先煮麻黄減二升。去上沫。内諸藥煮取三

升。去滓温服一升。取微似汗。汗出多者。温粉撲

之。一服汗者。停後服。汗多亡陽。遂虛惡風煩躁

不得眠也。

成無巳曰辛甘均為發散。然風宜辛散寒宜甘發。

辛甘相合乃能發散營衛之風寒。麻黄甘草石膏

杏仁以發散營中之寒桂枝薑棗以解除衛
之風

小青龍湯

麻黃三兩去
節甘溫

芍藥三兩酸
微寒

乾薑二兩辛
熱

甘草二兩甘
平炙

半夏三兩湯
洗辛微溫

細辛三兩
辛溫

桂枝三兩
辛熱

五味子半升
酸溫

右八味以水一斗。

先煮麻黃減二升去上沫內諸藥煮取三升去
滓溫服一升。

成無己曰寒邪在表非甘辛不能散之麻黃桂枝

甘草之辛甘以發散表邪水停心下而不行則腎

氣燥內經曰腎苦燥急食辛以潤之乾姜細辛半

夏之辛以行水氣而潤腎欬逆而喘則肺氣逆內

經曰肺欲收急食酸以收之芍藥五味子之酸以

收逆氣而安肺

加減法　若微利者去麻黃加芫花如雞子大熬令

赤色下利者不可攻其表汗出必脹滿麻黃發其

陽水漬入胃必作利芫花下十二水水去利自止

若渴者去半夏加栝蔞根三兩辛燥而苦潤半夏

九　武好堂

辛而燥津液非渭者所宜故去之栝蔞味苦而生

津液故加之○若噎者去麻黃加附子一枚炮經

日水得寒氣冷必相搏其人氣𩏩加附子溫散水

寒病人有寒復發汗胃中冷必吐蚘去麻黃惡發

汗○若小便不利少腹痛去麻黃加茯苓四兩水

畜下焦不行爲小便不利小腹滿麻黃發津液於

外非所宜也茯苓泄畜水於下加所當也○若喘

者去麻黃加杏仁半斤去皮尖金匱要畧曰其人

形腫故不內麻黃內杏子以麻黃發其陽故也喘

呼形腫水氣標本之疾

桂枝麻黃各半湯

桂枝　一兩十六銖去皮　芍藥

甘草　炙　麻黃各一兩去篩　生姜　切

杏仁二十四個湯浸去皮尖及兩仁者　大棗　四枚劈

煮麻黃一二沸去上沫內諸藥煮取一升八合　右七味以水五升先

去滓溫服。

桂枝二麻黃一湯

桂枝　一兩十七銖去皮　芍藥　一兩六銖　麻黃　十六銖去篩

式好堂

傷寒論後條辨　卷十五

生薑一兩六切　杏仁去皮尖十六個　甘草一兩二銖炙

大棗五枚劈

右七味以水五升先煮麻黄一二

沸去上沫内諸藥煮取二升去滓温服一升日

再

桂枝二越婢一湯

桂枝去皮　芍藥　甘草各十八銖炙

生薑一兩三銖切　大棗四枚劈　麻黄去節十八銖

石膏二十四銖碎綿裹

黄一二沸去上沫内諸藥煮取二升去滓温服

一升本方當裁爲越婢湯、桂枝湯合飲一升今
合爲一方、桂枝二越婢一。

成無巳曰胃爲十二經之主脾治水穀爲卑藏若
婢內經曰脾主爲胃行其津液是湯所以謂之越
脾者以發越脾氣通行津液外臺方一名越脾湯
卽此義也。

桂枝去桂加茯苓白朮湯

於桂枝湯方內去桂枝加茯苓白朮各三兩餘
依前法煎服、小便利則愈。

麻黃杏仁甘草石膏湯

麻黃　四兩去節　甘溫　　杏仁　五十個　甘溫　　甘草　二兩炙　甘平

石膏　半斤碎綿裹　甘寒

右四味以水七升先煮麻黃．

減二升去上沫內諸藥煮取二升去滓溫服一

升。

成無巳曰內經曰肝苦急急食甘以緩之風氣通

於肝風邪外甚故以純甘之劑發之。

葛根湯

葛根　四兩　　麻黃　去節二兩　　桂　去皮二兩

芍藥二兩酒洗　甘草二兩炙　生薑三兩切

大棗十二枚劈

右七味㕮咀以水一斗先煮麻黃

葛根減二升去沫內諸藥煮取三升去滓溫服

一升覆取微似汗不須啜粥餘如桂枝法將息

及禁忌〔　〕

此以中風表實故加二物於桂枝湯中也。

成無已曰本草云輕可去實麻黃葛根之屬是也。

葛根加半夏湯

葛根四兩　　麻黃三兩去節湯泡
　　　　　　　　去黃汁焙乾秤

葛根加半夏湯

傷寒論條辨　卷十五

葛根黃連黃芩湯

生薑切　三兩　　　甘草炙二兩　　芍藥二兩

桂枝去皮二兩　　大棗擘十二枚　半夏洗半斤　右

八味，以水一斗，先煑葛根麻黃減二升，去白沫，

內諸藥煑取三升，去滓溫服一升，覆取微似汗。

葛根半斤　　　　甘草二兩炙　　黃芩二兩苦辛

黃連三兩苦寒

右四味，以水八升，先煑葛根減二

升，入諸藥煑取二升，去滓，分溫再服。

成無巳曰：內經曰甘發散爲陽，表未解者，散以葛

根甘草之甘苦以堅裏氣弱者堅以黃連黃芩之
苦。

麻黃升麻湯

麻黃一兩半去節　甘溫
升麻一兩一分　甘平
當歸一兩一分　辛溫
知母　苦寒
黃芩　苦寒
萎蕤各十八銖　甘平
石膏碎綿裹　甘寒
白朮　甘溫
乾薑　辛熱
芍藥　酸平
天門冬去心　甘平
桂枝　辛熱
茯苓　甘平
甘草各炙六銖　甘平

右十四味以
水一斗先煮麻黃一兩沸去上沫內諸藥煮取

三升去滓分溫三服相去如炊三十米頃令盡
汗出愈。

成無巳曰大熱之氣寒以服之甚熱之氣以甘發
之。麻黃升麻之甘以發浮熱正氣虛者以辛潤
之。當歸桂薑之辛以散寒上熱者以苦泄之知毋黃
芩之苦凉心去熱津液少者以甘潤之茯苓白术
之甘緩脾生津肺燥氣熱以酸收之以甘緩之芍
藥之酸以斂逆氣菱蕤門冬石膏甘草之甘潤肺
除熱

麻黃連軺赤小豆湯

麻黃二兩去節甘溫　　赤小荳一升甘草　　連軺二兩連翹根也苦寒

杏仁四十個去皮尖甘溫　　大棗十二枚甘溫　　生梓白皮苦寒一升

生姜二兩切溫　　甘草一兩炙甘平　　巳上八味以潦

水一斗先煑麻黃再沸去上沫內諸藥煑取三

升分溫三服半日則盡。

成無巳曰內經曰濕上甚而熱治以甘溫佐以甘

平以汗爲故正此之謂也又煎用潦水者亦取其

水味蒋則不助濕氣。

麻黃附子細辛湯

麻黃二兩去節甘熱　細辛二兩辛熱　附子一枚炮去皮破八片辛熱

右三味以水一斗先煮麻黃減二升去上沫内藥煮取三升去滓溫服一升日三服。

成無己曰内經曰寒淫於内治以甘熱佐以苦辛。以辛潤之麻黃之甘以解少陰之寒細辛附子之辛以溫少陰之經。

麻黃附子甘草湯

麻黃去節二兩甘草炙二兩　附子一枚炮去皮

右三味．以水七升先煮麻黃一兩沸去上沫內

諸藥煮取三升去滓溫服一升日三服．

成無巳曰麻黃甘草之甘以散表寒附子之辛以

溫寒氣．

桂枝附子湯

桂枝皮辛熱去　附子三枚炮去皮破八片辛熱

生薑一兩切辛溫　甘草二兩炙甘溫　大棗十二枚劈甘溫

右五味以水六升煮取二升去滓分溫三服．

成無巳曰風在表者散以桂枝甘草之辛甘溫在

経者逐以附子之辛熱薑棗辛甘行營衛通津液

以和表也。

去桂枝加白朮湯

於此方內去桂枝加白朮四兩餘依前法。

成無巳曰桂發汗走津液此小便利大便鞕爲津

液不足去桂加朮。

甘草附子湯

甘草 二兩炙　附子 二枚炮去　白朮 二兩

桂枝 皮辛熱　甘草 甘平去　附子 皮辛熱

右四味以水六升煑取三升去

淬溫服一升日三服初服得微汗則解能食汗

出復煩者服五合恐一升多者宜服六七合為

妙。

成無巳曰桂枝甘草之辛甘發散風邪而固衛附

子白虎之辛甘解濕氣而溫經

桂枝人參湯

桂枝　四兩去皮辛熱

甘草　四兩炙甘平

人參　三兩甘溫

乾薑　三兩辛熱

右五味以水九升

先煮四味取五升內桂更煮取三升溫服一升。

卷十五

日再夜一服。

戍無巳日表未解者辛以散之裏不足者甘以緩

之此以裏氣大虛表裏不解故加桂枝甘草於理

中湯也。

小柴胡湯

柴胡微寒半斤苦　　黄芩苦寒三兩　　人參甘溫三兩

甘草甘平三兩　　半夏辛溫半升洗　　生姜辛溫三兩切

大棗擘甘溫十三枚　　右七味以水一斗二升炙取六

升去滓再煎取三升溫服一升日三服。

柴胡加桂枝湯

成無巳曰熱淫於內以苦發之柴胡黃芩之苦以
發傳邪之熱裏不足者以甘緩之人參甘草之甘
以緩中和之氣邪半入裏則裏氣逆辛以散之半
夏以除煩嘔邪半在表則營衛爭之辛甘解之薑
棗以和營衛

桂枝去皮　　　　黃芩　　　　人參　各一兩半

甘草炙一兩　　　半夏半二合　　　芍藥半一兩

大棗擘六枚　　　生薑切二兩　　　柴胡四兩

右

卷十五

九味以水七升煮取三升去滓温服

柴胡桂枝乾薑湯

柴胡半斤　苦平

括蔞根四兩　苦寒

甘草二兩炙　甘平

桂枝三兩去皮　辛熱

黃芩三兩　苦寒

乾薑三兩　辛熱

牡蠣三兩熬　鹹寒

右七味以水一斗二升煮取六

升去滓再煎取三升温服一升日三服初服微

煩復服汗出便愈

成無巳曰内經曰熱淫於内以苦發之柴胡黃芩

之苦以解傳表之邪辛甘發散為陽桂枝甘草之

辛甘。以散在表之邪醎以軟之牡蠣之醎以消胸

脅之滿辛以潤之乾薑之辛以固陽虛之汗津液

不足而爲渴苦以堅之栝蔞之苦以生津液

柴胡加芒硝湯

於小柴胡湯方內加芒硝六兩餘依前法服不

解更服。

柴胡加龍骨牡蠣湯

半夏洗二合　　大棗六枚　　柴胡四兩

生薑半一兩　　人參半一兩　　龍骨半一兩

傷寒論後條辨　卷十五

鉛丹半兩

大黃一兩

桂枝去皮一兩半　茯苓半一兩

牡蠣牛煆一兩

右十一味，以水八升，煮取四升，內大黃切如棊子，更煮一二沸，去滓，溫服一升。

○大柴胡湯

柴胡半斤

黃芩三兩

半夏辛溫半升洗

生姜辛溫五兩切

芍藥苦寒三兩酸

大棗甘温十二枚

大黃苦寒二兩

枳實苦寒四枚炙

右七味，以水一斗二升，煮取六升，去滓，再煎，溫服一升，日三服。

方不用大黃若不加大黃恐不為大柴胡湯也。

成無巳曰柴胡黃芩之苦入心而折熱根實芍藥之酸苦涌泄而扶陰辛者散也半夏之辛以散逆氣辛甘和也薑棗之辛甘以和營衛

四逆散

甘草 炙甘 枳實 破水漬炙苦寒 柴胡 苦寒

芍藥 酸後

右四味各十分搗篩白飲和服方寸匕日三服。

成無巳曰內經曰熱淫於內佐以甘苦以酸收之。

卷十五

以苦發之枳實甘草之甘苦以泄裏熱芍藥之酸

以收陰氣柴胡之苦以發表熱

加減法 欬者加五味子乾薑各五分并主下痢肺

寒氣逆則欬五味子之酸收逆氣乾薑之辛散肺

寒并主下痢者肺與大腸為表裏上欬下痢治則

頗同 悸者加桂枝五分悸者氣虛而不能通行

心下築築然悸動也桂猶圭也引導陽氣苦熱以

使 小便不利者加茯苓五分茯苓味甘而淡用

以滲泄 腹中痛者加附子一枚炮令忻裏虛遇

邪則痛加附子以補虛。泄利下重者先以水五

升煮薤白三升煮取三升去滓以散方寸七內湯

中煮取一升半分溫再服泄利下重者氣滯也加

薤白以泄氣滯

論曰四肢者諸陽之本。陽氣不足陰寒加之陽氣

不相順接是致手足不溫而成四逆名此奇製之大

氣走散陰寒溫經暖肌故以四逆各此奇製之大

劑也四逆屬少陰少陰者腎也腎肝位遠非大劑

不能達內經曰遠而奇偶制大其服此之謂也

五苓散

猪苓　十八銖去皮　甘平　澤瀉　一兩六銖　酸鹹　茯苓　十八銖　甘淡

桂皮　半兩去皮　辛熱　白术　十八銖　甘平

右五味為末以

白飲和服方寸匕　多飲暖水汗出愈。

成無己曰淡者一也。口入一而為甘甚而反淡。

甘緩而淡滲猪苓白术茯苓三味之甘潤虚燥而

利津液鹹味下泄為陰澤瀉之鹹以泄伏水辛甘

發散為陽桂枝之辛甘以和肌表。

文蛤散

卷十五

文蛤五兩 味鹹寒

右一味為散以沸湯和一錢七服、

湯用五合。

成無已曰鹹走腎邪。可以勝水氣。

猪苓湯

猪苓去皮 甘平　　茯苓甘平　　阿膠甘平

滑石碎甘寒　　澤瀉各一兩 甘鹹寒

右五味以水四升先煮四味取二升去滓內下阿膠烊消溫服七合日三服。

成無已曰甘甚而反淡淡味滲泄為陽猪苓茯苓

式好堂

牡蠣澤瀉散

水滑利竅阿膠滑石之滑以利水道。

之甘以行小便鹹味湧泄爲陰澤瀉之鹹以泄伏

牡蠣 鹹平　　　　澤瀉 鹹寒

蜀漆去腥辛平　　　栝蔞根 苦寒

海藻鹹寒洗去鹹　　葶藶 苦寒

巳上各等分　　　　商陸根辛酸鹹

右七味異擣下篩爲散更

入白中治之白飲和服方寸七小便利止後服

日三服。

成無巳曰鹹味湧泄牡蠣澤瀉海藻之鹹以泄水

大承氣湯

氣內經曰濕淫於內平以苦佐以酸辛以苦泄之

蜀漆葶藶栝蔞商陸之酸辛與苦以導腫濕

大黃四兩寒酒洗　　厚朴半斤苦溫炙去皮　　枳實五枚炙苦寒

芒硝三錢鹹寒

右四味以水一斗先煮二物取五

升去滓內大黃煮取二升去滓內芒硝更上火

微一兩沸分溫再服得下餘勿服

底無巳日內經曰燥淫所勝以苦下之大黃枳實

之苦以潤燥除熱又曰燥濕於內治以苦溫厚朴

式好堂

之苦下結燥又曰熱濇所勝治以鹹寒芒硝之寒

以攻蘊熱

小承氣湯

大黃四兩　厚朴二兩炙去皮　枳實三枚炙巳

上三味以水四升煮取一升二合去滓分溫三

服初服湯當更衣不爾者盡飲之若更衣者勿

服之

成無巳曰大熱結實者與大承氣湯小熱微結者

與小承氣湯以熱不大甚故於大承氣湯去芒硝

又以結不至堅故亦減厚朴枳實也

調胃承氣湯

大黃三兩清酒浸去皮　甘草二兩炙　芒硝半升醃苦大寒

右三味㕮咀以水三升煮取一升去滓內芒硝

更上火微煮令沸少少溫服

成無巳曰熱淫於內治以醃寒佐以苦甘芒硝醃

寒以除熱大黃苦寒以蕩實甘草甘平助二物推

而緩中

麻仁丸

傷寒論後條辨 卷十五

麻子仁 二升去 平

芍藥 半斤 酸平

大黃 一斤去皮 苦寒

厚朴 一斤炙去皮 苦寒

枳實 半斤炙 苦寒

杏仁 一斤去皮尖熬別作

脂甘 溫

右六味為末煉蜜為丸桐子大飲服十

丸日三服漸加以和為度。

成無巳曰內經曰脾欲緩急食甘以緩之麻子杏仁之甘緩脾而潤燥津液不足以酸收之芍藥之酸以飲津液腸燥胃強以苦泄之枳實厚朴夫黃之苦下燥結而泄胃強也。

蜜煎導方

蜜七合一味內銅器中微火煎之稍凝飴狀攪
之勿令焦着欲可丸併手捻作挺令頭銳大如
指長二寸許當熱時急作冷則硬以內穀道中
以手急抱欲大便時乃去之

猪膽汁方

大猪膽一枚瀉汁和醋少許以灌穀道中如一
食頃當大便出

白散

桔梗三分辛　巴豆一分去皮心煮
　　　　　　研如脂平瀉
桔梗苦微溫　巴豆黑研如脂平瀉

貝母苦平　　三分辛

右件三味爲末內巴豆更於臼
中杵之以白飲和服強人半錢羸者減之病在
膈上必吐在膈下必利不利進熱粥一杯利過
不止進冷粥一盃身熱皮粟不解欲引衣自覆
者若以水噀之洗之益令熱却不得出當汗而
不汗則煩假令汗出巳腹中痛與芍藥三兩如
上法。
炙無巳曰辛散而苦泄桔梗貝母之苦辛用以下
氣巴豆之辛用以散實。

卷十五

茵蔯蒿湯

茵蔯蒿 六兩 苦微寒　栀子 十四枚 劈 苦寒　大黃 二兩 去皮 苦寒

右三味。以水一斗。先煑茵蔯減六升内二味煑。取三升去滓分溫三服。小便當利尿如皂角汁狀色正赤一宿復減黃從小便去也。

成無巳曰小熱之氣凉以和之大熱之氣寒以取之茵蔯栀子之苦寒以逐胃燥宜下必以苦宜補必以酸大黃之苦寒以下瘀熱

十棗湯

芫花蕚辛　　甘遂苦寒　　大戟苦寒

大棗甘溫十枚擘

右上三味等分各別搗爲散以

水一升半先煮大棗肥者十枚取八合去滓內

藥末強人服一錢匕羸人服半錢溫服之平旦

服若下少病不除者明日更服加半錢得快下

利後糜粥自養。

成無已曰辛以散之芫花之辛以散飲苦以泄之

甘遂大戟之苦以泄水水者腎所主也甘者脾之

味也大棗之甘者益土而勝水

大陷胸湯

大黃　六兩去皮苦寒　　芒硝　一升鹹寒　　甘遂　一錢苦寒　　右

三味以水六升先煮大黃取二升去滓內芒硝

煮一兩沸內甘遂末溫服一升得快利止後服。

成無已曰大黃謂之將軍以苦蕩滌芒硝一名硝

石以其鹹能耎鞕夫間有遂以通水也甘遂若夫

間之遂其氣可以直達透結陷胸三物為尤。

大陷胸丸

大黃　半斤苦寒　　葶藶　半升熬苦寒　　芒硝　半升鹹寒

卷十五

小陷胸湯

　黃連 一兩 苦寒　　　半夏 半升洗 辛溫　　　栝蔞實 大者一 偏苦寒

皆以下泄滿實物也

之苦甘所以泄滿甘遂取其直達白蜜取其潤利

成無巳曰大黃芒硝之苦鹹所以下熱葶藶杏仁

之一宿乃下更服取下爲效禁如藥法

末一錢匕白蜜二合水二升煮取一升溫頓服

芒硝合研如脂和散取如彈丸一枚別搗甘遂

杏仁 半升去皮尖 苦甘溫　　右四味揚篩二味內杏仁

右三味以水六升先煑栝蔞取三升去滓內諸

藥煑取三升去滓分溫三服。

成無已曰苦以泄之辛以散之黃連栝蔞實苦寒

以泄熱半夏之辛以散結。

桃核承氣湯

桃仁五十個去　桂枝皮辛熱　大黃四兩

芒硝二兩

甘草炙二兩

右五味以水七升。

煑取二升半去滓內芒硝更上火微沸下火先

食溫服五合日三服當微利。

傷寒論條傳類　卷十五

成無已曰甘以緩之辛以散之少腹急結緩以桃
仁之甘下焦畜血散以桂枝辛熱之氣寒以收之
熱其搏血故加二物於調胃承氣湯中也

抵當湯
　水蛭三十個熬　醶苦寒
　䗪蟲三十個熬去翅足　苦微寒
　桃仁三十個熬　苦甘平
　大黃三兩酒浸　苦寒
右四味為末以
水五升煮取三升去滓溫服一升不下再服
成無已曰苦走血醶勝血䗪蟲水蛭之醶苦以除
畜血甘緩結苦泄熱桃仁大黃之苦以下結熱

抵當丸

水蛭二十個　苦寒　蝱蟲二十五個　苦微寒　桃仁二十個　去皮尖

大黃三兩

右四味杵分爲四丸以水一升煮

一丸取七合服之晬時當下血若不下者連服

瓜蒂散

瓜蒂一分熬　黃苦寒　赤小豆一分　酸溫

右二味各別搗

篩爲散已合治之取一錢匕以香豉一合用熱

湯七合煮作稀糜去滓取汁和散溫頓服之不

吐者少少加得快利乃止

成無巳曰其高者因而越之越以瓜蒂豆豉之苦

在上者湧之湧以赤小豆之酸內經曰酸苦湧泄

為陰○

梔子豉湯

梔子 擘苦寒 十二枚　香豉 裹苦寒 四兩綿　右二味以水四

升先煮梔子得二升半內豉煮取一升半去滓

一分為二服温進一服得吐者止後服○

成無巳曰酸苦湧泄為陰苦以湧吐寒以勝熱梔

子豉湯相合吐劑宜矣○

梔子甘草豉湯

於梔子豉湯方內加入甘草二兩餘依前法得
吐止後服

梔子生姜豉湯

於梔子豉湯方內加入生薑五兩餘依前法得
吐止後服

梔子厚朴湯

寒　梔子十四枚　厚朴四兩姜　枳實四枚水浸
　　　　　苦寒　　炙苦寒　　去釀炒苦

　已上三味以水二升半煮取一升半去滓

分二服。溫進一服。得吐者止後服。

成無巳曰酸苦湧泄梔子之苦以湧虛煩厚朴枳

實之苦以泄腹滿。

梔子乾薑湯

梔子十四枚　擘苦寒　　乾薑二兩　辛熱

右二味。以水三升

半煮取一升半去滓。分三服。溫進一服。得吐者

止後服。

成無巳曰苦以湧之梔子之苦以吐煩辛以潤之

乾薑之辛以益氣。

枳實梔子豉湯

枳實三枚炙　　梔子十四枚擘苦寒　豉一升綿
　　　苦寒　　　　　　　　　　　　裹苦寒

三味以清漿水七升空煮取四升內枳寔梔子

煮取三升下豉更煮五六沸去滓溫分再服覆

令微似汗。

成無巳曰枳實梔子豉湯則應吐㾮此云覆令微

似汗出者以其熱聚於上苦則吐之熱散於表者

苦則發之內經曰火淫所勝以苦發之此之謂也

梔子蘗皮湯

卷十五

傷寒論後條辨

半夏瀉心湯

半夏半升洗　　黃芩苦寒　　乾薑辛熱

人參甘　　黃連苦寒　　大棗擘溫甘
溫已上、　　　　　　十二枚

甘草甘平　　　　右七味以水一斗煮取六升去
三兩炙

滓再煮取三升溫服一升日三服。

成無已曰辛入肺而散氣半夏之辛以散結氣苦

入心而泄熱黃芩黃連之苦以瀉痞熱脾欲緩急

栀子個十五苦寒　　甘草一兩甘平　　黃蘗右三味

以水四升煮取一升半去滓分溫再服。

食甘以緩之人參大棗之甘以緩之

大黃黃連瀉心湯

大黃苦寒　　黃連苦寒　　　右二味以麻沸

湯二升漬之須臾絞去滓分溫再服○

成無巳曰內經曰火熱受邪心病生焉苦入心寒

除熱大黃黃連之苦寒以導瀉心下之虛熱但以

麻沸湯漬服者取其氣薄而泄虛熱○

附子瀉心湯

大黃二兩　黃連　黃芩各一兩

式好堂

傷寒論後條辨　卷十五

附子一枚炮去皮　破　別煮取汁

右四味切三味以麻沸湯二升漬之須臾絞去滓內附子汁分溫再服

生薑瀉心湯

生薑切四兩　甘草三兩炙　人參三兩

乾薑一兩　黃芩三兩　半夏半升洗

黃連一兩　大棗十二枚　右八味以水一

斗煮取六升去滓再煎取三升溫服一升日三服

甘草瀉心湯

黃芩湯

甘草四兩　黃芩三兩　乾薑三兩

半夏洗半升　黃連一兩　大棗十二枚擘　右

六味以水一斗煮取六升去滓再煎取三升溫

服一升日三服

黃芩苦寒三兩　甘草甘平二兩炙　芍藥酸平二兩

大棗擘甘溫十二枚　右四味以水一斗煮取三升去

渣溫服一升日再夜一服若嘔者加半夏半升

生薑三兩

黃連湯

　黃_{苦寒}　　　甘草_{炙甘}　　　乾薑_{辛熱}

　桂枝_{去皮辛熱}　人參_{二兩}　半夏_{辛溫}
　各三兩　　　　　　甘平　　　半升洗

黃芩湯服法。

於黃芩湯方內加半夏半升生薑一兩半餘依

黃芩加半夏生薑湯

補之甘草大棗之甘以補固腸胃之弱

芍藥之苦酸以堅欲腸胃之氣弱而不足者甘以

成無巳曰虛而不實者苦以堅之酸以收之黃芩

大棗擘甘溫 十二枚

右七味以水一斗煮取六升去

滓溫服一升日服夜二服。

成無已曰上熱者泄之以苦黃連之苦以降陽下

寒者散之以辛桂薑半夏之辛以升陰脾欲緩急

食甘以緩之人參甘草大棗之甘以益胃。

乾薑黃連黃芩人參湯

乾薑辛熱 黃連苦寒 三兩去鬚 黃芩苦寒 三兩

人參甘溫 三兩

右四味以水六升煮取三升去滓

分溫再服。

成無已曰辛以散之甘以緩之乾薑人參之甘辛

以補正氣苦以泄之黃連黃芩之苦以堅寒格

黃連阿膠湯

黃連苦寒四兩　　黃芩苦寒二兩　　芍藥酸平二兩

雞子黃二枚　　阿膠甘溫三兩

右五味以水五升

先煮三物取二升去滓內膠烊盡小冷內雞

子黃攪令相得溫服七合日三服

成無已曰陽有餘以苦除之黃芩黃連之苦以除

熱陰不足以甘補之雞黃阿膠之甘以補血酸收

也泄也芍藥之酸收陰氣而泄邪熱

白頭翁湯

白頭翁 三兩 苦寒　黃連 苦寒 三兩　黃柏 苦寒 三兩

秦皮 苦寒 三兩　右四味以水七升煮取二升去滓

溫服一升不愈更服一升

戌無巳日內經曰腎欲堅急食苦以堅之利則下

焦虛是以純苦之劑堅之

竹葉石膏湯

竹葉 二把 辛平　石膏 一斤 甘寒　半夏 半升洗 辛溫

卷十五

人參 三兩 甘草 二兩炙 粳米 半升甘溫 甘平 微寒

麥門冬 一升去 心甘平

去滓內粳米煮米熟湯成去米溫服一升日三

右七味以水一斗煮取六升

服。

成無巳曰辛甘發散而除熱竹葉石膏甘草之甘

辛以發散餘熱甘緩脾而益氣麥門冬人參粳米

之甘以補不足辛者散也氣逆者欲其散半夏之

辛以散逆氣

白虎湯

知母六兩　苦寒　石膏一斤碎　甘寒　甘草二兩　甘平

粳米六合　甘平

右四味以水一斗煮米熟湯成去

滓温服一升日三服

成無已曰熱淫所勝佐以苦甘知母石膏之苦甘

以散熱熱則傷氣甘以緩之甘草粳米之甘以益

氣

白虎加人參湯

　　即於前方內加人參餘依白虎湯方法

四逆湯

式好堂

三五

卷十五

甘草二兩炙 甘平　乾姜一兩半 辛熱　附子一枚生用 去皮破八片 大辛大熱

右三味㕮咀以水三升煑取一升二合。

去滓溫服再服强人可附子一枚乾姜三兩。

○成無巳曰內經曰寒淫於內治以甘熱又曰寒淫

所勝平以辛熱甘草乾姜相合爲甘辛大熱之劑。

乃可發散陰陽之氣。

茯苓四逆湯

茯苓六兩 甘平

人參一兩 甘溫

甘草二兩炙 甘平

乾姜一兩半 辛熱

附子一枚生用破八片 辛熱

右五味。

以水五升煮取三升去滓温服七合日三服。

成無已曰四逆湯以補陽加茯苓人參以益陰。

四逆加人參湯

即四逆湯加人參。

成無已曰惡寒脈微而利者陽虛陰勝也利止則津液內竭故云亡血金匱玉函曰水竭則無血與

四逆湯温經助陽加人參生津益血

通脈四逆湯

甘草 炙 三兩　附子 去皮破八片

大者一枚生用

乾薑三兩強人可四兩

右三味。以水三升。煮取一升

二合去滓分溫再服。

加減法

腹中痛者。面色赤者加葱九莖葱味辛以通陽氣

中痛者去葱加芍藥二兩芍藥之酸通寒利腹

嘔為氣不通也嘔者加生薑二兩辛以散之

咽為氣不散也咽痛者去芍藥加桔梗一兩咽

中如結加桔梗則能散之。利止脉不出者去桔

便加人參一兩利止脉不出者亡血也加人參以

補之經曰脉微而利亡血也四逆加人參湯主之。

脉病皆與方相應者乃可服之。

四逆加豬膽汁湯

於四逆湯方內加入豬膽汁半合餘依前法服。

如無豬膽以羊膽代之。

白通湯

葱白 四莖 辛溫

乾薑 一兩 辛熱

附子 一枚生用 去皮破八 片辛熱

右三味以水三升煑取一升去滓分溫再服。

成無巳曰內經曰腎苦燥急食辛以潤之葱白之

辛以通陽氣乾薑附子之辛以散陰寒

白通加猪膽汁湯

葱白　四莖

乾薑　一兩

附子　一枚生去皮破八片

人尿　五合　鹹寒

猪膽汁　一合　苦寒

巳上三味以水

三升煮取一升去滓內膽汁人尿和令相得分

溫再服若無膽亦可用

成無巳曰內經曰若調寒熱之逆冷熱必行則熱

物冷服下嗌之後冷體既消熱性便發由是病氣

隨愈嘔噦皆除情且不違而致大益此和人尿猪

膽汁鹹苦寒物於白通湯熱劑中要其氣相從。則

可以去格拒之寒也。

附子湯

附子二枚去皮辛熱　茯苓三兩甘平　人參二兩甘溫

白朮四兩甘溫　芍藥三兩酸平

右五味以水八升。

煑取三升去滓溫服一升日三服辛以散之附

子之辛以散寒甘以緩之茯苓人參白朮之甘。

以補陽酸以收之芍藥之酸以扶陰所以肬者。

偏陰偏陽則爲病火欲寔水當平之不欲偏勝。

芍藥甘草附子湯

芍藥 三兩 酸微寒　甘草 三兩 甘平炙　附子 一枚炮去皮破八片辛熟

上三味以水五升煑取一升五合去滓。

分溫服。

成無巳曰芍藥之酸收歛津液而益營。附子之辛。

溫固陽氣而補衛甘草之甘調和辛酸而安正氣

也。

乾薑附子湯

乾薑 一兩 辛熟　附子 一枚生用去皮破八片辛熟

右三味。

以水三升煮取一升去滓頓服

成無己曰內經曰寒淫所勝平以辛熱虛寒大甚

是以辛熱劑勝之也

真武湯

茯苓 三兩　芍藥 酸平 三兩　生薑 三兩切

白朮 甘温 二兩　附子 一枚炮去皮破八片辛熱

右五味以

水八升煮取三升去滓温服七合日三服

成無己曰脾惡濕甘先入脾茯苓白朮之甘以益

脾逐水寒淫所勝平以辛熱濕淫所勝佐以酸平

附子芍藥生薑之酸辛以溫經散濕

加减法 若欬者加五味半升細辛乾姜各一兩氣

逆欬若五味之酸以收逆氣水寒相搏則欬細辛

乾薑之辛以散水寒 若小便利者去茯苓小便

利則無伏水故去茯苓 若下利者去芍藥加乾

薑二兩芍藥之酸泄氣乾薑之辛散寒 若嘔者

去附子加生薑足前成半斤氣逆則嘔附子補氣

生薑散氣千金曰嘔家多服生薑此為嘔家聖藥

理中湯并丸

人參甘溫　甘草平次甘　沐甘溫

乾薑辛熱已上　人參　右四味搗篩爲末蜜和丸加
各三兩

雜黃大以沸湯數合和一丸研碎溫服之日三

服夜二服腹中未熱蓋至三四丸然不及湯湯

法以四物依兩數切用水八升煮取三升去滓

溫服一升日三服

成無已曰脾欲緩急食甘以緩之用甘補之人參

白术甘草之甘以緩脾氣調中寒淫所勝平以辛

熱乾薑之辛以溫胃散寒

式好堂

加減法 若臍上築者腎氣動也去朮加桂四兩脾

虛腎氣動者臍上築動內經曰甘者令人中滿朮

甘壅補泄奔豚脈是相易也 吐多者去朮加生

薑三兩嘔家不喜甘故去朮嘔家多服生薑以辛

散之 下多者還用朮浮者加茯苓二兩 下多

者用朮以去濕悸加茯苓以導氣 渴欲得水者

加朮足前成四兩半津液不足則渴朮甘以緩之

腹中痛者加人參足前成四兩半裏虛則痛加

人參以補之 寒者加乾薑足前成四兩半寒淫

所勝平以辛熱○腹滿者○夫术加附子一枚服湯

後○如食頃飲熱粥一升許○微自溫○勿發揭衣被胃

虛則氣壅腹滿○甘令人中滿○是去术也○附子之辛

以補陽散壅

甘草乾薑湯

甘草四兩炙　　乾薑二兩炮

甘草甘平　　　乾薑辛熱

右咬咀以水三

升煮取一升五合去滓○分溫再服○

成無已曰○辛甘發散為陽○甘草乾薑相合○以復陽

氣○

卷十五

烏梅圓

烏梅 三百個 酸溫

細辛 六兩 辛熱

乾薑 十兩 辛熱

黃連 一斤 苦寒

當歸 四兩 辛溫

附子 六兩炮 辛熱

蜀椒 四兩去子 辛熱

桂枝 六兩 辛熱

人參 辛溫

黃柏 六兩 苦寒

右十味異擣篩合治之以苦酒漬

烏梅一宿去核蒸之五升米下飯熟擣成泥和

藥令相得內臼中與蜜杵二千下圓如梧㮡子

大先食飲服十圓日三服稍加至二十圓禁生

冷滑物臭食等

成無巳曰肺主氣肺欲收急食酸以收之烏梅之

酸以收肺氣脾欲緩急食甘以緩之人參之甘以

緩脾氣寒淫於內以辛潤之以苦堅之當歸桂椒

細辛之辛以潤內寒寒淫所勝平以辛熱薑附之

辛熱以勝寒蚘得甘則動得苦則安黃連黃柏之

苦以安蚘。

吳茱萸湯

吳茱萸 辛熱 一升洗　人參 甘溫 三兩　生薑 辛溫 六兩切

大棗 甘溫 十二枚劈

右四味以水七升煑取二升去

澤溫服七合日三服。

成無巳曰內經曰寒淫於內治以甘熱佐以苦辛

吳茱萸生薑之辛以溫胃人參大棗之甘以緩脾

當歸四逆湯

當歸　辛溫　三兩

芍藥　酸醎　三兩

桂枝　辛熱　三兩

細辛　辛熱　二兩

大棗　個二十五

甘草　甘　二兩炙

通草　甘平　二兩

右七味以水八升煮取三升去滓。

溫服一升日三服。

成無巳曰內經曰厥者血之府也諸血者皆屬心。

卷十五

通脉者必先補心益血苦先入心當歸之苦以助心血心苦緩急食酸以收之芍藥之酸以收心氣肝苦急急食甘以緩之大棗甘草通草之甘以緩陰血

四逆加吳茱萸生薑湯

即前方加吳茱萸二升生薑半斤切以水六升清酒六升和煑取五升去滓溫分五服一方水酒各四升

成無巳曰茱萸辛溫以散久寒生薑辛溫以行陽

桃花湯

赤石脂 一斤一半全用一半篩末　乾姜 辛熱一両

粳米 甘平一升

右三味以水七升煑米令熟去滓。

溫服七合内赤石脂末方寸七日三服若一服

愈餘勿服。

成無已曰濇可去脫赤石脂之濇以固腸胃辛以

散之乾薑之辛以散裏寒粳米之甘以補正氣

赤石脂禹餘糧湯

氣

旋覆代赭石湯

餘糧之重以鎮固之

本草云澀可去脫石脂之澀以收斂之重可去怯

水六升煮取二升去滓三服。

赤石脂 甘温 一斤碎 禹餘糧 甘平 一斤碎 巳上二味以

旋覆花 醎温 三兩 人参 甘温 二兩 生薑 辛温 五兩切

半夏 辛温 半升洗 代赭石 苦寒 一兩 大棗 擘 甘温 十二枚

甘草 甘平 三兩炙

去滓再煎取三升温服一升日三服。

右件七品以水一斗煮取六升

傷寒論條辨　卷十五

成無已曰鞕則氣堅醎味可以奭之旋覆之醎以

奭痞鞕虛則氣浮重劑可以鎮之代赭石之重以

鎮虛逆辛者散也生薑半夏之辛以散虛痞甘者

緩也人參大棗甘草大棗之甘以補胃弱

厚朴生薑甘草半夏人參湯

厚朴半斤去皮（炙苦溫）　生薑半斤切（辛溫）　半夏半斤洗（辛平）

人參一兩（甘溫）　甘草二兩炙（甘平）

右五味以水一

斗煮取三升去滓溫服一升日三服

成無已曰脾欲緩急食甘以緩之用苦泄之厚朴

之苦以泄腹滿人參甘草之甘以益脾胃半夏生

薑之辛以散滯氣○□和以水一升共煎至六合

芍藥甘草湯

白芍藥四兩酸　甘草四兩炙　甘平

右二味㕮咀以

水三升煮取一升半太滓分溫再服之。

成無己曰芍藥白補而赤瀉白收而赤散也酸以

收之甘以緩之酸甘相合用補陰血

甘草湯

甘草二兩

右一味以水三升煮取一升半太

桔梗湯

桔梗一兩辛　　　甘草二兩甘平

右二味以水三升

煑取一升去滓溫服再服

成無巳曰桔梗辛溫以散寒甘草味甘平以除熱

甘梗相合以調寒熱

滓溫服七合日一服

猪膚湯

猪膚一斤甘寒

右一味以水一斗煑取五升去滓

加白蜜一升白粉五合熬香和相得溫三服

成無已曰豬水畜也其氣先入腎少陰客熱是以
豬膚解之加白蜜以潤燥除煩白粉以益氣斷利

苦酒湯

半夏　洗破如棗核大　十四枚辛溫
　着雞子殼中　甘微寒

右二味內半夏着苦酒中以雞子
殼置刀鐶中安火上令三沸太岸少少含嚥之

不差更作三劑服之

成無已曰辛以散之半夏之辛以發音聲甘以緩
之雞子之甘以緩咽痛酸以收之苦酒之酸以歛

雞子一枚去黃
內上苦酒

少少含嚥之

吳　式好堂

卷十五

咽瘡

半夏散及湯

半夏洗淳　桂枝辛熱去皮　甘草炙甘本以

巳上三味各別搗篩巳合治之白飲和服方寸

七日三服若不能散服者以水一升煎七沸內

散一兩方寸匕更煎三沸下火令小令少少與

之。

成無巳曰內經曰寒淫所勝平以辛熱佐以甘苦

半夏桂枝之辛以散經寒甘草之甘以緩正氣

燒褌散

右取婦人中褌近隱處剪燒灰、以水和服方寸
匕、日三服。小便即利、陰頭微腫、則驗。婦人病取

男子褌襠燒灰。

方

四七

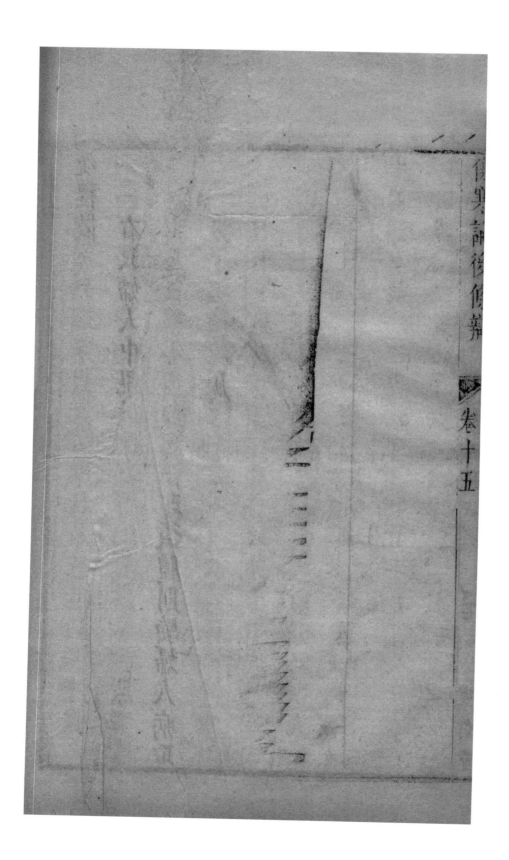

卷十五

附傷寒論原本編次

漢張機仲景著

辯脉法第一

自首條至末條〔次第俱同〕

平脉法第二

一〔三〕　三〔四二〕

八〔二三〕

九〔三四〕

十〔四一〕　四〔四〕

十四〔一五〕　〔五〕〔四三〕

十一〔十二〕

十五〔八〕　十〔三十〕

十三〔二六〕　十四〔四〕

十七〔十八〕

十九〔三十〕　二一〔五〕

三〔二六七〕　二八〔九〕

四〔二四五〕　二七〔八〕

六〔三四五六〕　三二八九〔十三〕

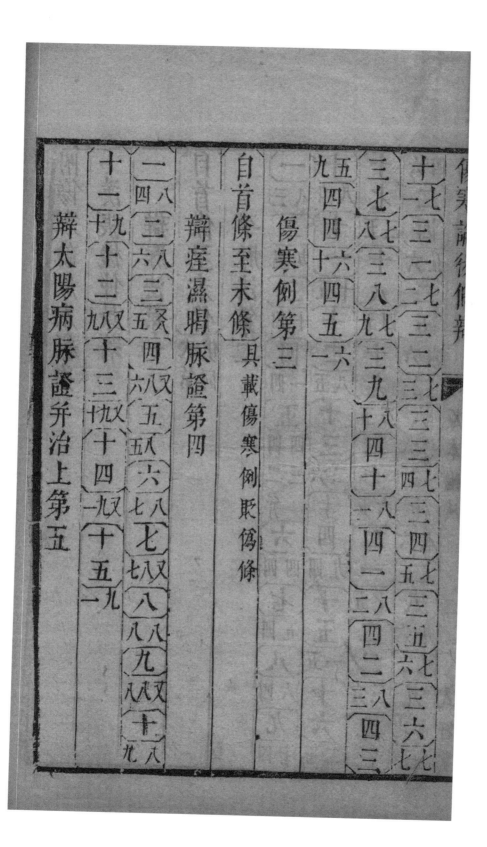

傷寒例第三

自首條至末條 其載傷寒例賦偽條

辯痓濕暍脈證第四

辯太陽病脈證并治上第五

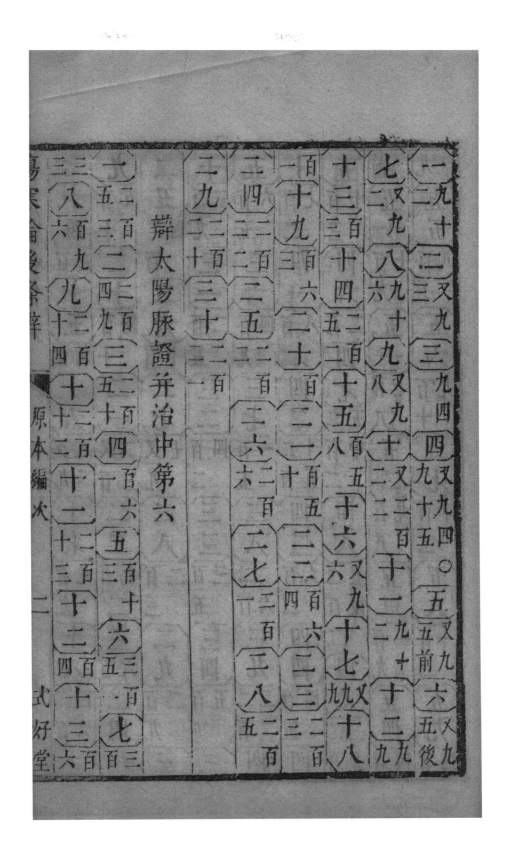

辯太陽脈證并治中第六

傷寒論後卷條辨　原本編次　式好堂

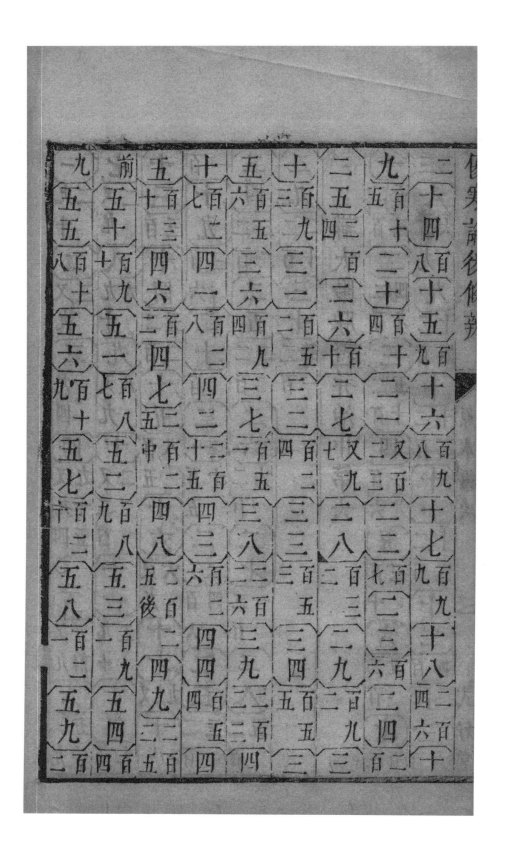

傷寒論後條辨　原本編次　式好堂

〔big〕	〔big〕	〔big〕	〔big〕	〔big〕	〔big〕	〔big〕	〔big〕	〔big〕	〔big〕	〔big〕
〔六十〕	〔六五〕	〔八十〕	〔七五〕	〔七十〕	〔九〕	〔九五〕	〔九十〕	〔八五〕	〔九五〕	〔一百〕二
〔六一〕	〔六六〕	〔八一〕	〔七六〕	〔七一〕	〔八一〕	〔八六〕	〔八一〕	〔六一〕	〔九六〕	〔六二〕
〔六二〕	〔六七〕	〔八二〕	〔七七〕	〔七二〕	〔八二〕	〔八七〕	〔八二〕	〔六二〕	〔九七〕	〔六三〕
〔六三〕	〔六八〕	〔八三〕	〔七八〕	〔七三〕	〔八三〕	〔八八〕	〔八三〕	〔六三〕	〔九八〕	〔六四〕
〔六四〕	〔六九〕	〔八四〕	〔七九〕	〔七四〕	〔八四〕	〔八九〕	〔八四〕	〔六四〕	〔九九〕	〔六四〕

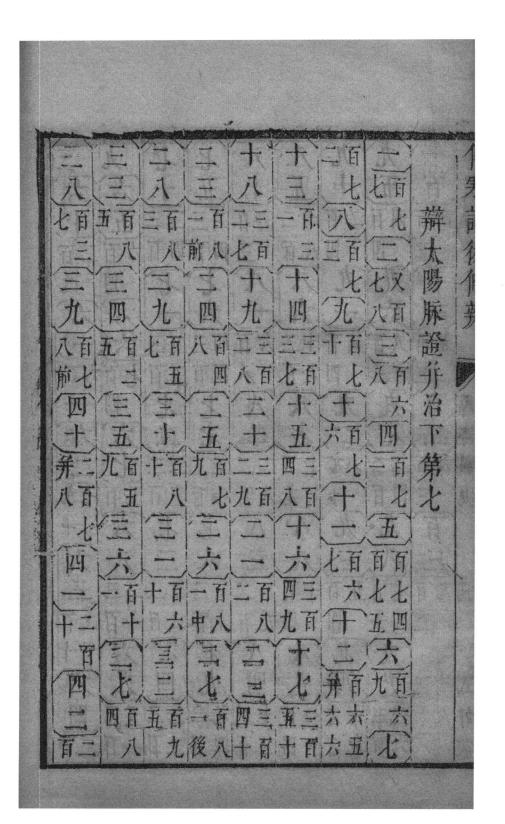

辨太陽脈證并治下第七

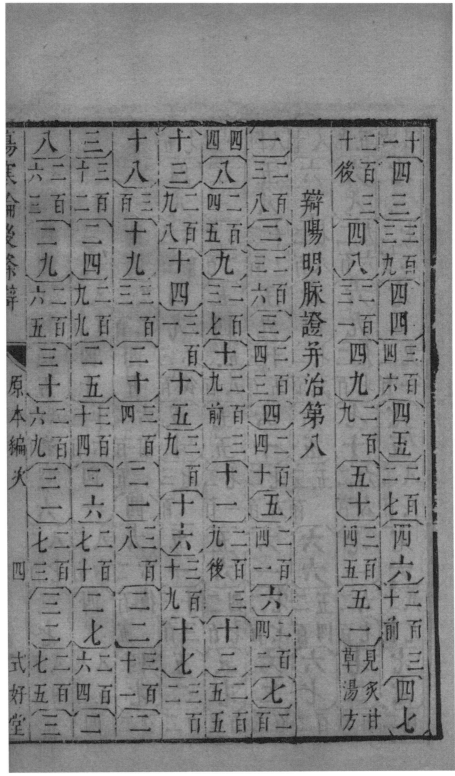

辨陽明脉證并治第八

傷寒論後卷辨

原本編次

式好堂

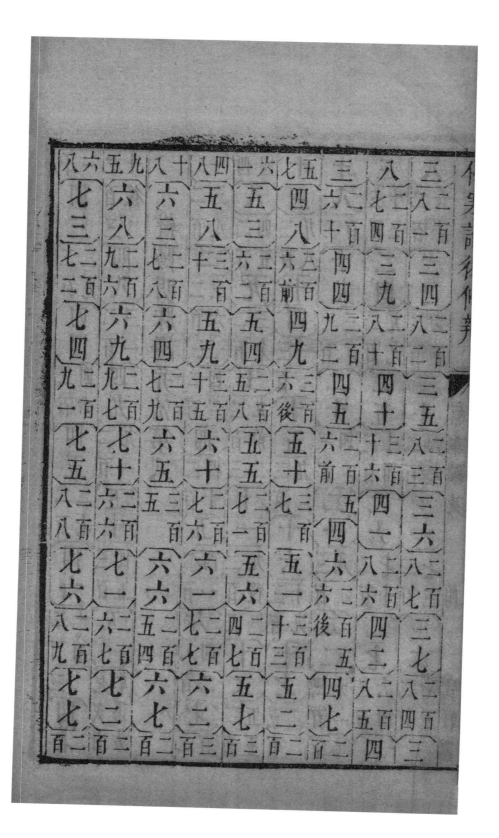

辨少陽病脉證并治第九

辨太陰病脉證并治第十

辨少陰病脉證并治第十一

原本編次 五

武好堂

（一六）三百二十四
（八）三八三，四三九二
（一）六一二七四
三百三六五
（四）六六六四
（六）六三九七百

九七百八七八
三百三百三十
十九
六八五
三百二十一
三八六三百二

九三百
十五
九一百
十六
九二百
十七
三百八十八

六三百
十四
六八百
十一
五四
百十二
九三百十三

八十百
九二十
七三
百三十一

一百
二四
十五
八六
三百二七

三百
二
前八
三四
七五
三五七六
三百三六
二三

八三百
十二
九七三百
八一
三百三二
後三

三七三十
三八三百
四九二
三四百
三五七六八

三七三
十四八
八四五七三
二百

六三八
四五
七三百二

辨厥陰病脉證并治第十二

一四 四百（二）四百

一六 四百（三）五八七

二十 四百一三（九）四百

十八 四百一三 四百一六（五）四百九四百

十三 四百十七（五）四百九 前

十九 後四百 又四百一（四）二十

十三 四百十四十五（十）四百二十四百十（二）四百二六

十三 四百（四）四百九 前

十一 四百十二 四百十八（十一）四百八 二百

十六 四百九 四百十七 四百（六）四百七

二四 四百七 四百（二）二百四十二百三

二七 後四百三（十）四百二三三十四百三一

前二七 四百 四百（八）二四百三五

二三 又四百一（三）二四五二六三四百三

二八 二四百二九（三）三四百十三

四百 三四（三）三四百三十三六

四百 三二九（三）三四百三五

四百 三三七（三）三四百三十三六

四百二 三七（三）三八九七 三九 四百五三 四十

原本編次 六 式好堂

傷寒論條例□辨

四百四二三
四百四二五
四百四三五
四百四一
四百四四三
四百四五三九
四百四六

五百四七
五百四十
五百四二
五百四六
五百四八
五百四九

四百五三二
四百五四
四百五十一
四百五十四九
四百五一五六

辨霍亂病脉證并治第十三

一
六四百
六十（二）
六一
三三六（三）
四六三（五）
六（六）
四百
（七）百

六八
六四百
六七（三）
九六
十（十一）
六九
七十

辨陰陽易差後勞復病證并治第十四

育尾計七條（次第俱同）

辨不可發汗病脉證并治第十五

　　一四百（四百）四百五
　　一七八（二七九）四百六
　　一七八（三八三）四百七
　　　　　　（四）四百
　　八四（八）四百八
　　七八（八十）十一
　　八八（九）（十二）
　　四五（十四）四百八十三
　　八九（十四）（十三）

辨可發汗病脉證并治第十六

　　　　　　（四百）四百
　　十五（九二）四百三
　　　　（十六）九三（十七）
　　　　　　　　（十八）
　　二十（四百）四百九
　　　　九七
　　　　　　　　（十九）
　　　　　　　　九九六

辨發汗後病脉證并治第十七

　　　　　　（四百）四百
　　二一（四百）九八
　　　　九八

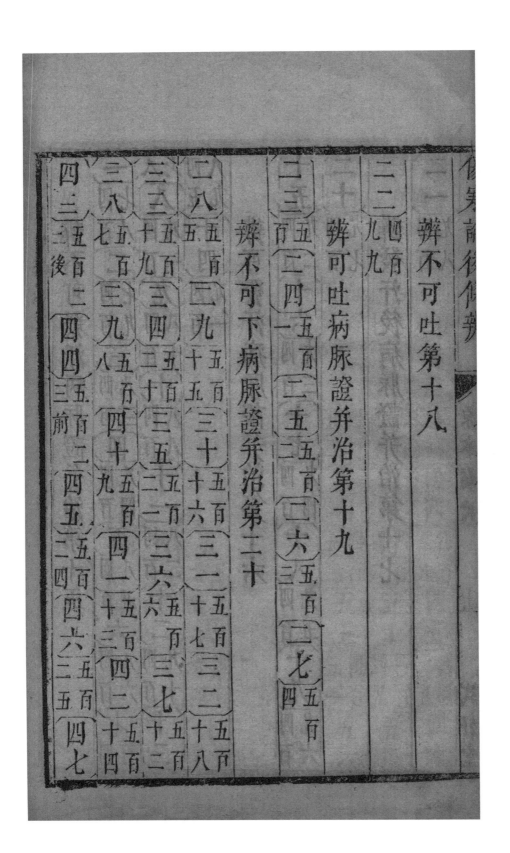

傷寒論後條辨

辨不可吐第十八

〔二一〕四百 于

辨可吐病脈證并治第十九

〔二二〕四百九十

〔二三〕四百 〔二四〕五百一 〔二五〕五百二 〔二六〕五百三 〔二七〕五百四

辨不可下病脈證并治第二十

〔二八〕五百十五 〔二九〕五百十五 〔三十〕五百十六 〔三一〕五百十七 〔三二〕五百十八

〔三三〕五百十九 〔三四〕五百二十 〔三五〕五百二一 〔三六〕五百 〔三七〕五百

〔三八〕五百 〔三九〕五百四十九 〔四十〕五百 〔四一〕五百 〔四二〕五百

〔四三〕五百 〔四四〕五百 〔四五〕五百 〔四六〕五百 〔四七〕

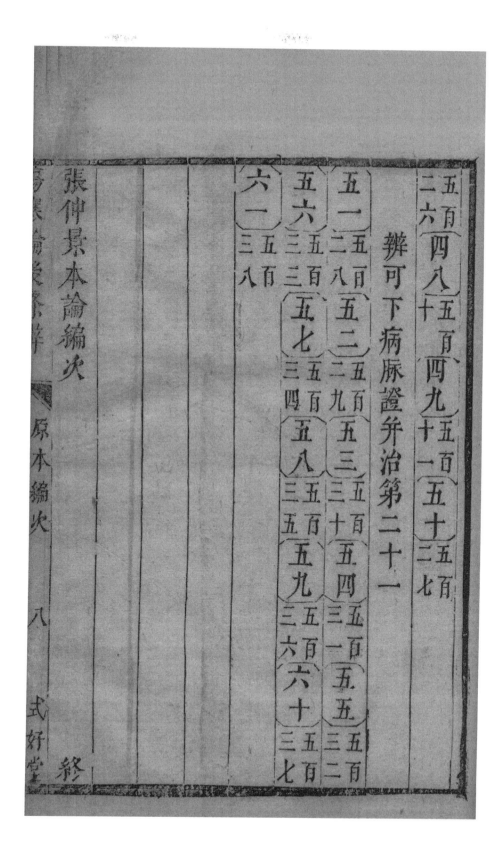

辨可下病脉證弁治第二十一

五百二十六
四百八十
五百五十一
五百二十七

四百九十一
五百五十
五百一
五百二十八
五百二十九
五百三十
五百三十一
五百五十二

五百三十二
五百三十三
五百五十四
五百五十五

五百六十一
五百六十二
五百七十
五百八十

五百三十四
五百三十五
五百五十六
五百五十七
五百五十八
五百五十九
五百六十

張仲景本論編次

原本編次

八

式好堂

終

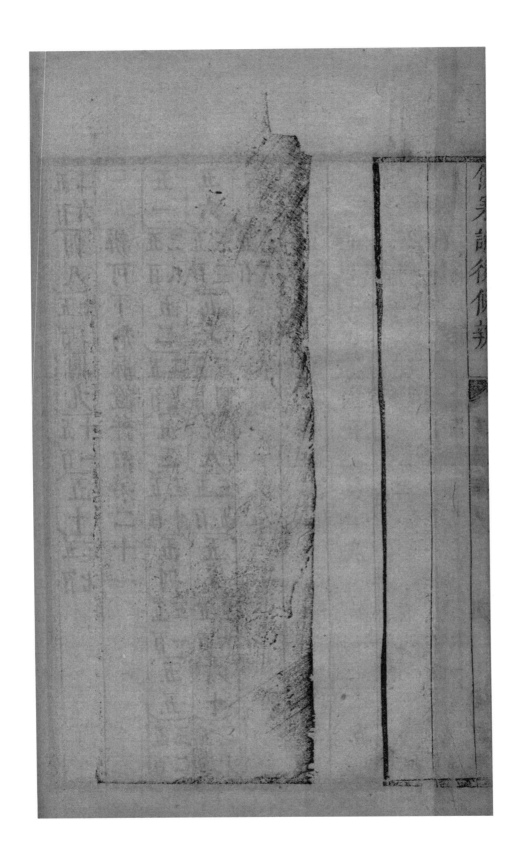

附傷寒論條辨編次

歙方有執中行甫條辨

辨太陽病脈證并治上篇第一　九六十六條

一（九十三）又九（三又九）

十（三又九）三（九十四）九

十一（八九十一）十二

十（八又九十）一（九十三）

六（二百三）

五（二百二十四百）十六（十七又百）

十六（十七又百）十八（九百十九）

十八（九百十九）

九十（二百三四）

九十（三十八百三）三（一八百三三）

（一八百三三）

傷寒論後條辨編次

九　武好堂

傷寒論後條辨

辨太陽病脉證并治中篇第二 方三十二

九五十七條

傷寒論後條辨　條辨編次　武好堂

七	二	七	二	八	三	八	三	七
百三十七	百五十二一	百四十四	百一九	百九十八	百二三	百五五	百二三二	百五十
四八	四三	三八	三三	二九	二四	十九	十四	八九
四三六	四二九	四二四	二百九	十百九	五百八	六百五	二百五	八百三
四九	四四	三九	三四	三十	二五	二十	十五	十二
二三七	四二六	四五	三百九	五二前	六百八	十百八	四百二	五百十一
五十	四五	四十	三五	三	二六	二一	十六	十一
三三百五	二百七	三二十	四百九	一二百	五百二	十百	十百三	七百五
五一	四六	四一	三六	三	二七	二二	十七	十二
三三百二五	六百七四	五三百四	五百九三	三後三中	八二五	十百二	二百五	一百五十

傷寒論條辨

七〔五十〕

三〔百三八〕〔五三三〕〔百五四三〕〔三十五〕〔五五〕〔百五六三〕〔百八五〕

辨太陽病脈證弁治下篇第三　凡三十八條

一百九二〔二百十四〕〇小青三八百九〔四〕〔五〕二六

龍湯作大青龍湯

一六〔二〕百九二〔二百十四〕

十三〔三百九十四〕〔百十二〕〔百十七〕

十四〔二百十二〕〔一百〕〔十二〕〔百十六〕

十五〔二百十二〕〔一百〕〔三十〕〔十六〕〔十七〕

十八〔三百二百〕〔百八〕〔二百二十〕〔百二十〕

十九〔二百百一〕〔三四百一〕〔二十二〕〔百二一〕〔百一二九〕

二三〔百一前〕〔百八二三〕〔四百一後〕〔二五〕〔百七八〕

二二〔百一〕〔百八〕〔三四〕〔百一〕〔二六〕〔七百八〕又〔百二九〕

二七〔七百七〕〔百八十二〕〔三二〕〔九十三〕〔百十三〕〔六三十〕〔四百八〕

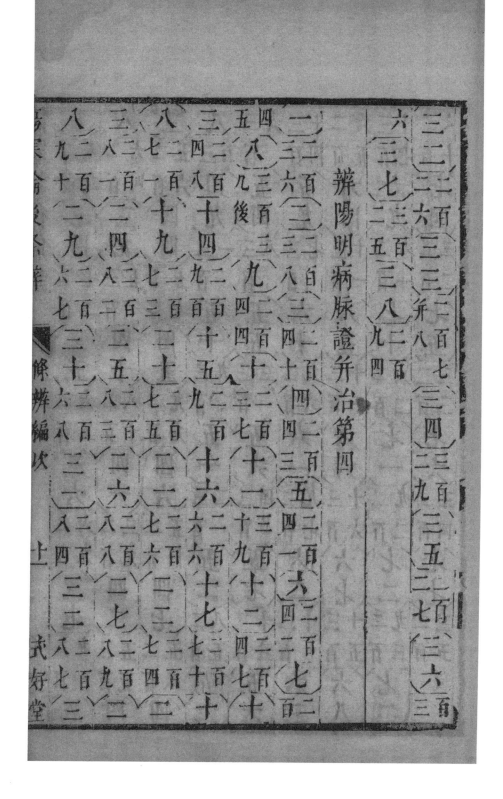

辨陽明病脉證幷治第四

傷寒論後條辨

辨少陽病脈證并治第五　凡九條

辨太陰病脈證并治第六　凡九條

辨少陰病脈證并治第七　凡四十六條

傷寒論後條辨

條辨編次

式好堂

傷寒尚論後條辨新

辨厥陰病脈證并治第八　凡五十四條

傷寒論後條辨　條辨編次

四七	四二	三七	三二	二七	二二	二十	十三	十八（九）
四八	三七	三九	三六	二四	二三	十八	十四	二十四
百	百	百	百	百	百	百	百	百
四八	四三	三八	三三	二八	二三	十九	十五	
五三	四八	四三	四五	四三	四三	十五 前	後	
百	百	百	百	百	百	百		
四九	四四	三九	三四	二九	二四	十六		
五十	四五	四十	三五	三十	二五	二一	十一	十
五十	四五	四十	三五	三十	二五	十六	十二	
百	百	百	百	百	百	百	百	百
五一	四六	四一	三六	三一	二六	十七	十二	四百

式好堂

辨溫病風溫雜病脈證并治第九　凡二十條

辨霍亂脈治第十　凡九條

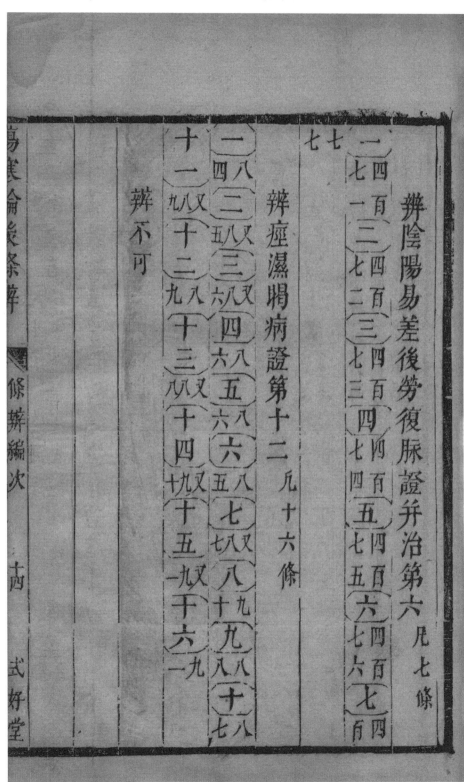

辨陰陽易差後勞復脈證并治第六　凡七條

七

(一)七百四十二　(二)七百四十三　(三)七百四十四　(四)七百四十五　(五)七百四十六　(六)七百四十七　(七)七百四十

辨痓濕暍病證第十二　凡十六條

(一)八百三十三　(二)八百三十四　(三)八百三十五　(四)八百三十六　(五)八百三十七　(六)八百三十八　(七)八百三十九　(八)八百四十　(九)八百四十一

(十)八又十二　(十一)八又十三　(十二)八又十四　(十三)八又十五　(十四)八又十六

辨不可

傷寒論後條辨　條辨編次

古

式好學

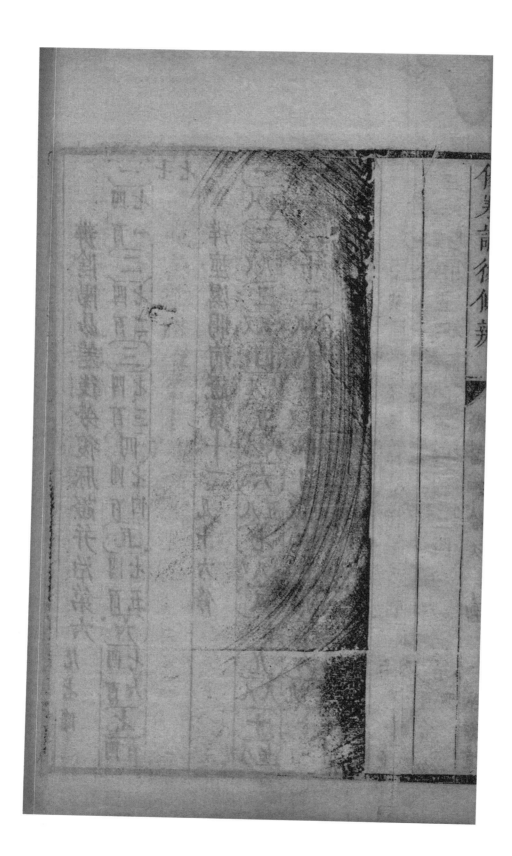

附傷寒論尚論篇編次

西昌喻昌嘉言甫著

太陽經上篇　法五十三條

凡風傷衛之證列于此篇

（一）一九 十二 三 又九（三六）九 十（四）八 又九（五）八九（六）又九（七）九

八九 又九（九）百 十（十）一百 十二 一百 十三（十一）百 十四 十五

六百 十六 七百 十七 二百 十八 二又 三百 十九 六百 二十

七百 十八 百五十三 二百 十（十二）百 十四 百三十 十九 二百 十五 百四

十二 六 十一九 二百 十三 四 百十九 二百 百二十 二十

十六 二百 十四 百五 二百 三十 四百 三十 二百 三十

十二 二百 十六 百三 五百 八 二十 二百 百三 八百

（三一）九百（三二）三百（三三）九百五百（三四）百六（三五）百四

百六（三三）八

傷寒論後條辨

尚論篇編次　法

武好堂

太陽經中篇法五十八條

傷寒之證列於此篇

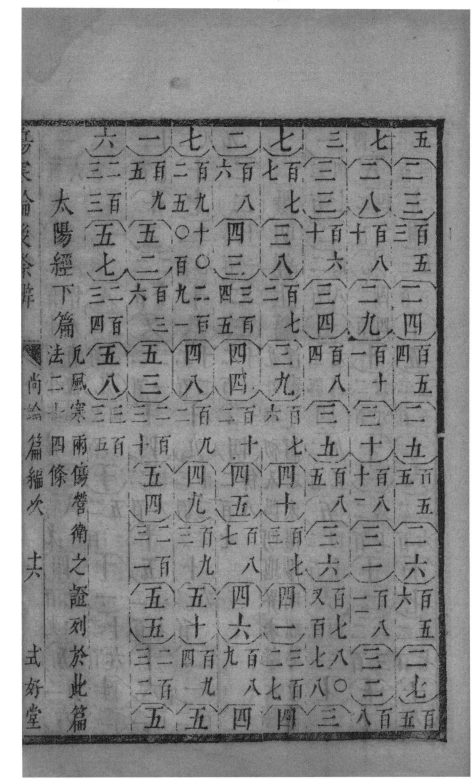

太陽經下篇

凡風寒兩傷營衛之證列於此篇

法二十四條

尚論篇編次 共

式好堂

傷寒論後條辨

（一）百九十四　小青龍
（三）湯作大青龍湯
（八）二百二十
（九）二百十四

（一）二百十
（二）二百十九
（九）二百二十五

（一）百六十三
（七）二百二十
（八）二百二十六

十七百二十三
二百二十九
二百三十六

三二百三十二
二百三十九

九二百二十
二百二十四

（八）二百二十二

（四）二百七十
（八）二百八十
（二）二百九十
（十）二百四十

（八）二百四十八
（四）二百九十五
（五）二百四十六

（二）二百八十六
（九）二百四十九
（十）二百五十六

陽明經上篇
浮盡
凡外邪初入陽明地界未離太陽陽明列於此篇

（一）二百四十七
（二）二百八十
（九）二百四十八
（十）二百四十一
（五）二百四十六

（八）二百四十七
（二）二百八十三
（七）百二

六二百四十
二百四十五
二百三十六

二二百十四
百二十五
二百三十三

（八）二百四十七
（二）二百八十四
（九）二百四十八
（十）二百四十一
（五）二百四十六

陽明經中篇謂之正陽陽明列於此篇 凡外邪已離太陽未接少陽

七十〔三九〕十三百八

五六〔三四〕十三百一三五

四〔二九〕十三百三十三六

九〔二四〕百三五六三

五〔二四〕二百五十二百三六二

二百十九〔三十〕二百三十二三

〔三二〕三百二十三

〔三三〕三百一七

〔三四〕三百二八

〔三五〕三百三八

〔三七〕三百五十三八

〔三八〕三百二八

〔三八〕三百三八

〔三八〕三百三

三三〔二三〕三百四五二百三十五四

七二〔一百〕二百七十七百十二

一二〔三〕二百三十四五二百

〔二〕二百三十七百十二

〔一三〕三後二百三十五六

〔十四〕七百十二

〔十五〕六百九十

尚論篇編次七 式好堂

〔十〕八二三一百十

〔十一〕二七二百五十

〔十二〕七十二百

〔六〕二六七十二百

〔十六〕七七四

〔十七〕八三一百十

傷寒論後條辨

〔八二百〕〔十九〕〔二十〕

〔一二百〕〔九三百〕〔十〕

陽明經下篇 凡外邪已趨少陽未離陽明陽明列於此篇謂之少陽陽明

〔三六百〕〔一二百〕〔三三百〕〔八〕

〔三一百〕〔六二百〕〔三三百〕〔八〕

〔附少陽轉陽明二證〕八後〇 二百三

〔附少陰轉陽明一前〕二百三

〔證四百〕〔附太陰轉陽明一證〕九 二百三

〔二九百〕〔附厥陰轉陽明一證〕四九 四百

〔證一百〕

少陽經全篇

〔一三百〕〔二二百〕〔二一百〕〔三三百〕〔六〕四〔三三百〕〔百五〕三〔百六〕四三百

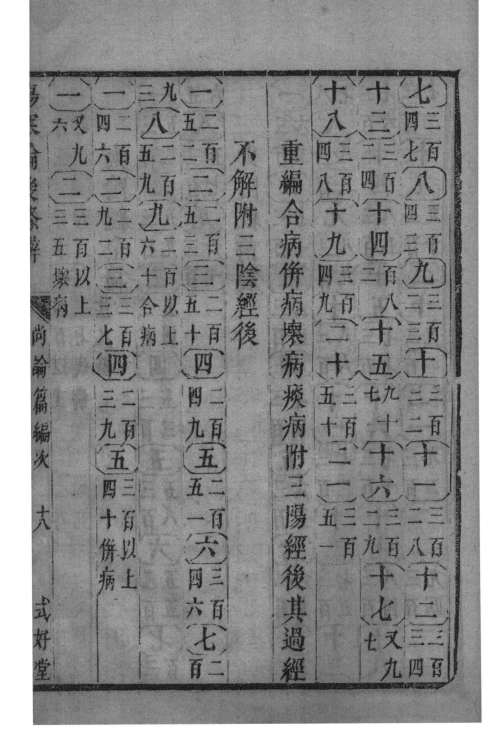

〔七〕三百四十七　三百……

〔八〕四十三　三百……

〔九〕三十二　三百……

〔十〕三十二　三百……　〔十一〕二十三百八十……〔十二〕三三百四

〔十八〕四十八　三百十九〔三十一〕五百一

〔十三〕二十四　三百十五〔三十〕七九三百一十六〔十七〕又九

重編合病併病壞病痰病附三陽經後其過經

不解附三陰經後

〔一〕二百三十五　二百〔三〕二百三十五〔四〕四二百九十五三百六十七百二

〔一〕五二百五十〔三〕五三百二十〔四〕四二百九十五〔五〕五二百六百七百二

〔一〕〔八〕五九二百九六十合病〔三〕九六三百三十七〔四〕三百以上

〔一〕四二百六三百二〔三〕九二百二三〔三〕三百以上

〔一〕六又九二三五百壞病

傷寒論後條辨

尚論篇編次　大

式好堂

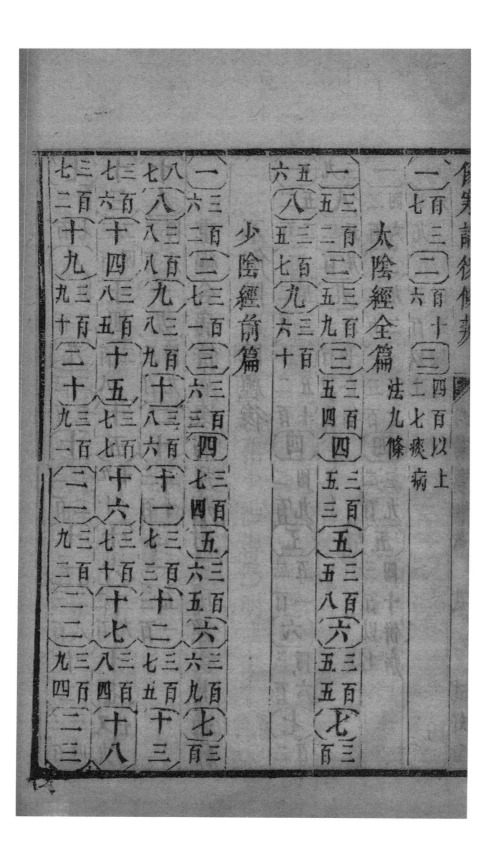

傷寒論後條辨

（二）百七三百二十六（十三）百四以上

（一）五三百二（六）五三百七（九）六三十

太陰經全篇　法九條　痰病

（一）三百二（二）七三百一（三）六三百（四）五三百（五）五八百（六）五五百（七）百

少陰經前篇

（一）六三百二（二）七三百一（三）六三百（四）七三四（五）六五百（六）六六九三百（七）百

（一）八八三百八（十）八三百九（十一）八六百（十二）七三百（十三）

（七）三百十四（十四）八三五百（十五）七七三百（十六）七十百（十七）八四百（十八）

（七）三百二十九（十九）九三十百（二十）九三百一（二一）九三百（二二）九四百（二三）

少陰經後篇

厥陰經全篇　法五十五

尚論篇編次

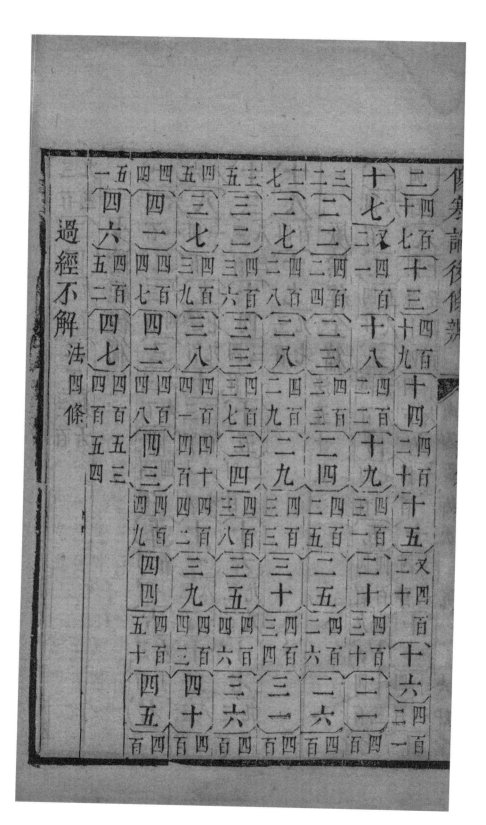

傷寒論後條辨

過經不解法 四條

差後勞復陰陽易病 附三陰經後

〔一〕三百三十一
〔二〕三百三十六
〔三〕三百三十
〔四〕二百九十四

〔一〕四百二十三
〔二〕四百三十四
〔三〕四百四十七
〔四〕四百五十六
〔五〕四百六十七
〔六〕四百七十七
〔一〕四百七十一

傷寒論後條辯　尚論篇編次　二十　武好堂

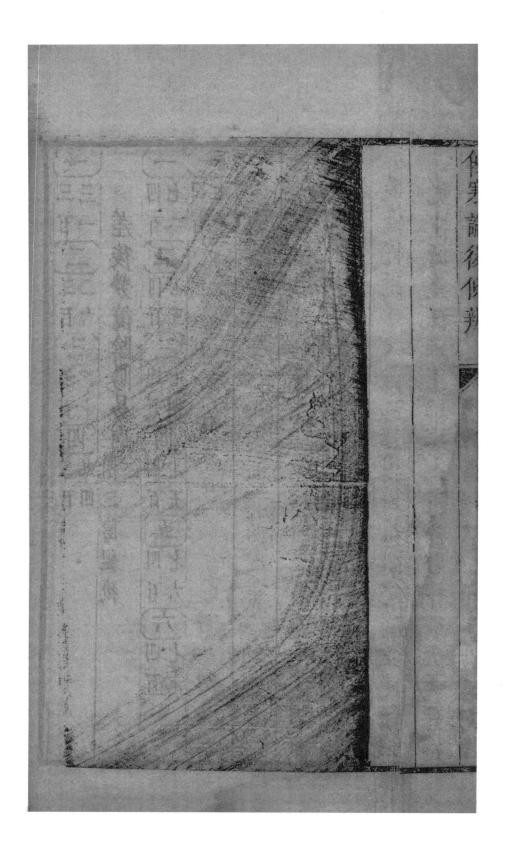

讀傷寒論贅餘

程應旄郊倩

余性顏懶間有所述隨手佚去後條辨得以成書

者全頼及門王子仲堅爲之綜緝不致零星走失。

今春王子北上臨行忽手此帙喜而向余曰此先

生未註條辨時之逸稿鈺從前後鱗緝成帙者索

之三年不得今忽從篋底躍出對之神光益煥擬

爲先生補刻集中余摩挲一過反覺面生求其故

我寔從說了又說處認出安足雁之前論王子曰

先生所重在張王二家上置辨其中有大美惡存

焉。說了又說何妨竟不告而付之梓余笑曰王子

特顧他阿私其所好耳竟不顧我體上生出一箇

疣來了梓成姑以贅餘呼之康熙壬子六月筆。

醫家工於訶人最是大病痛余豈敢躬蹈此弊但讀

書不到疑關胸無定見亦何妨臨人脚跟依他門

戶否則是非非是在小小句釋間四節上異同而

於大關係處無甚干得亦何必如今人慣以五十

步咲百步唯是異端害世偏是竊及先聖近似之

言以工其誠遁使天下之人無知愚賢不肖人人

得竊其說以附益之，昏迷整溺，直流其禍于無窮。

極彼有志前賢者，未嘗無路可通却被蓁蕪塞斷，

未嘗無門可入却被屏障遮住不肻着斬刈工程，

何由上達此余之於王叔和反覆推尋欲從末減，

而無從也以今觀其傷倒荒唐祇謬何難着眼醫

流如此之多歷世如此之久從無一人攻被之者，

只因錯認他去聖人之世不遠於仲景必有私淑

淵源窮歲月於仲景書茫狀一無指示者目此例，

而十行可下現出一條頤路承先啟後誠仲景門

方自以為至精至妙世醫之人民社稷在此豈容
者緣他此種醫鉢實在仲景之前祖父傳下來的
景須曉得他非逢蒙之比以夫子之道反害夫子
與氏關之方曉得他是仲尼之賊令叔和之於仲
楊墨之在當時人人認他為仲尼真種子及得子
一人肯把頭來畧轉一轉者余故比之為楊墨以
誰敢以巳意私去僭易聖經以故自古及今竟無
天黑地寸步難前處亦曰仲景之成規自是如此
中之會子也故走天下如驚宗師之恐後帥遇昏

他人一旦破壞一任仲景覆楚於前我只是復楚

於後耳其復楚者即用着仲景之旗幟驅駕自已

之火牛又何難一日盡復七十餘城還吾故物所

以相沿至今聲施自是仲景之聲施而土宇盡成

祖父相仍之土宇矣陽奉彼以冠帶而陰祠我之

春秋使人不至防之為賊不敢名之為賊觀其稱

引內經處即許子為神農之言以亂井田之意而

間一及仲景者即夷之引愛無差等為儒者之道

以堅其說之意噫其甚矣其賊也近時亦有從而許

及之者不過習俗共沿恥于口吻因仍漫無可否

因搜尋其說之遺漏處在他竄臼中翻動一二層

波瀾爲之拾遺補闕耳何人跳出他竄臼從不兩

立上起見爲仲景一與及聲罪致討之師哉則

與師之辭何指曰仲景之書自是一部表裏府藏

之書其以傷寒名書而特加以論字者明示人不

論其爲風寒暑濕非風寒暑濕百病皆從表起於

此處便斟酌其人裡之府藏氣不當只在表之一

層上死煞認證因標誤本使處處是風寒暑濕處

虛是壞病也此仲景於傷寒二字上一部立防閑
之書防閑全在二脉六經之表裡府藏上立不道
叔和翻轉來以仲景一部表裡府藏之書變成了
仲景一部冬春夏秋之書一年个春盡不覺又是
一年个夏哩哩蓮花落唱得熟便是鑿何處容得
仲景這許多零星繁碎以致人人得以專門徹骨
透髓只有冬春夏秋之傷寒無復表裡府藏之傷
寒論矣縱有個昌黎欲盡焚其書斷不能并其人
之骨與髓而焚之可知凡余之首唱而疾呼者亦

醫學讀後偶

只保得自不誤於一巳上不得罪於前賢而巳覆

楚復楚安知後人不更有輪翻而主持其議者

舌而於古人書之微言妙義反隔着萬重山如儒

讀書苦無卓識往往偏于沒要緊沒對會處掀唇播

倒之於叔和文理供狀具在何所據而誣為仲景

之言至于仲景書二脉法而下首尾貫通製就天

然機軸何所見而指為叔和所繙亂所附益唯是

六經條次彼此參差前後錯雜這一說是如此邪

一說又不然要如此則碍彼要如彼又碍此時而

架屋下之屋疊床上之床時而以自巳之灵攻巳
巳之后不數行而斷橋矣不數行而鈌港矣看去
不啻紛絲理來益多乾轕叔和素耳其名得其書
如此茫無理會處他人之未工忘巳事之甚拙
遂敘其側於前部要使人一覽而知其賢于仲尼
也不知仲景之為此者實視當世之蹙一皆好臣
其所敎而不好臣其所受敎目中既無一人可屑
其敎誨者而自視其書則包含該貫曲暢旁通極
千變萬化之奇又非尋常章句僅守一藝者所可

贅餘

讀誠令一着呆洪魚貫成文亦可弗吽要不過成

竪門中一部板定之書耳其間脈絡之遙逼處反

不能通神機之互取處及不能取文章有了面不

無失去背句法有了頭不得不裝尾一切隔章圖

縫絕路通津天孫織巧之妙反判狀離絕而不相

綰帶不相映拂豈筭得一部從必所欲不踰矩之

書仲景全要在活處立法引而躍如故于其可連

處而反斷之於其可斷處而反連之錯錯綜綜離

離合合總不欲窗個一定不移之死粉本于行間

墨下。務至於無說可通。無埋可解庶幾不憤者祇

而得憤不悱者碍而知悱或有人焉顛倒反覆。觸

着悟思不在直捷編摩處讀余所集而在致曲搜

求處尋余所集起來余之欲人壽者以余之所集

又在條章句讀之間思在神聖工巧之上橫看有

個道理者豎看又有一個道理堅此是一個境界

者移彼又是一個境界散則萬殊殊中自有合處。

合則渾狀渾中却有殊處顛來撲去無不圓中規

而方中矩能尋此者自是十年面壁上工夫非徒

贅餘

六

式好堂

咕嘩間事而神思間事故仲景方許之曰思過半
矣自叔和之例一出冬春夏秋巳成定本人人可
不思而得誰復從尋之一字上去下工夫者不尋
而讀仲景書自是這說又邪說得中重生碍滿紙
架屋下之屋疊床上之床滿紙以自巳之矛攻自
巳之盾不數行而斷橋矣不數行而缺港矣心師
仲景者傅會不求柰解不出遂疑爲仲景殘缺之
書誤爲叔和所緒亂所附盆而反認叔和之爛腸
藥爲仲景之續命湯矣此非不讀仲景之故讀仲

景而不尋仲景之故也讀而不尋猶不讀卓識

從何處得來○

善讀仲景書者可把六經當六顆明珠二脈法直作

雙龍戲之橫斜曲直無不寒泊於吞吐之間而鼓

鬐揚鬛則見於痓濕暍霍亂等篇其可與不可與

一結則其採珠得珠戲弄已完而作掉尾升天勢

也此其間有機有神有勢子有意趣須以已之機

神勢趣迎之乃得

又知六經嵌在痓濕暍霍亂中間者兩頭設著根繩

使之照繩上打綑不致散亂開去耳可與不可與

是個大包裹要此包裹提得起放得下須要個總

樞紐若無二脈法為之樞紐此包裹便是一件呆

物事包裹裡面的物都是個呆包裹一呆

六經向二脈處間規矩準繩二脈從六經處施斧斤

鋸鑿凡六經之有汗下和溫諸法是規矩準繩已

定方從此處用着斧斤鋸鑿耳用斧斤鋸鑿處不

是輕妄下得手的工師得大木匠人斷而小之非

是斧斤處差準繩上先差了來

傷寒論一書不能領會者只因仲景憫宗族喪亡序

中有傷寒十居其七一語人遂疑仲景此語爲世

蠱不知治傷寒而夭枉人命者設不知仲景此語

正謂世醫只知治傷寒而夭枉人命者設只知治

傷寒者祇在節氣上定寒風溫濕於冬春夏秋不

復從體躬中辨虛寔寒熱於表裡府藏也毋論仲

景立言不着在天之四氣上說卽令該及四氣試

思寒風溫濕豈能懸空病人必着在人體躬上現

出個脈證來此處便有個標本便有個送從不是

一年有了四季。到冬、天變了寒天下人府藏盡皆變了寒更無有熱節氣到夏天變成熱天下人府藏盡皆變成熱無復有寒也，人之府藏不但各有虛定寒熱之不等而虛實寒熱中更有剛柔強脆之不等中，仲景論衛氣衰營氣弱或云陽不足陰不足或云其人本有寒等類是皆府藏氣上平日之所稟非風寒等邪今風寒固不擇而施府藏則臨材各日之所見者不從此處細微辨別而堯于一年四季上去棄本宗末任他換胎奪蔭幻出許多牛鬼蛇神如

風溫瘟疫等類箏來只消仲景寸口脉浮爲在表

爲在藏句從何理會蓋表者客邪客邪者寒風暑

濕等類是也裡者主氣主氣者府也藏也客邪之

中人無長幼男女頗是一般而各人五藏六府氣

之所禀則不一表固肯跟着風寒等走人之府藏

未必盡肯跟着表走所當於浮爲在表時便要照

料及沉爲在裡脉以消息其人府藏氣之或虛或

實或寒或熱或剛或柔或堅或脆不是有個傷寒

一句脉法該括無遺矣而沉爲在府遲

便可放手去治此傷寒也。庸醫只要說着傷寒便

放手去治傷寒不去料度府藏所以醫着病便是

錯，不是風寒上錯府藏上錯耳。仲景之宗族死亡

而莫救者，以此論中故詳及辨法，欲人以二脉爲

權衡于表中辨裡府中辨藏。在標處便要辨及他

本有餘之外邪，便要防着他不足之裡氣也。反而

互之，亦有裡證辨表藏證辨府之處，一切防閑全

在此等處立法。所云審察表裏三焦別焉知其應

舍消息診看者，此也。所云料度府藏獨見若神者，

此也徒云寒不可悞作風暑不可誤作濕此等辨

三家村學究豎顏亦曾得何待仲景方畱下這一

字訣來○

看書各有門庭先要尋着頭腦全部有全部之頭腦

一篇有一篇之頭腦從此處攻得破悟得徹以後

遇着零星破碎的俱是這一個原本散爲萬殊任

他看不出的書亦易看記不起的書亦易記蓋有

了頭腦則爲章爲句條中自列出句法來此一

所重在何句句中自現出字法來此一句所重在

何寒論得偽辨

何字窾繁處有賓有主波瀾處有縱有迎只消一

個字上悟出太極圖便可一而十十而百百而千

萬收來放去無不有氣脈貫通機神煥發所以呆

處不是碍處不碍人雜處我不雜人紊處我不紊

人見為破碎支離處我見為條理之愈密意義之

愈該該溯源而往故也今人於仲景書只傷寒論三

字便失去淵源更從何處得頭腦隨文衍釋只了

得摹形工似寫在紙上朱子有言近世講學不着

定便有考的意譬如有飯不將來自吃只管鋪攤

在門前、要使人知得我家裡有飯、余讀之笑曰此
種飯齒磣得之千家定是酸餿臭饐的吃了必至
腐腸還是鋪攤在門前不曾吃的好

仲景於傷寒論是在立言處定下法來言是呆飩
是活的法固可在言上定活却難從呆處現不比
他樣書只消筆下修詞可以隨文寫出我的意思
落句由得我的主張者此處不但容不得高曳之
爲詩也一個固字併没本事依得夫子辭達而已
矣一個達字作者須是字句中藏着機竅方得讀

傷寒論後條辨

者須是以意逆志融會貫通引而伸之觸類而長

之方得今畧言其一二順推去有折回的竅落下

嘗有透上的縈繞此處便伏彼處揭一層又露一

層轉灣中更饒揀角開縫處却是接筍意要貫穿

而勢不能貫穿每藏貫穿于一字之巧語非破綻

而亥自要破綻多補破綻於隔部之奇有一句話

須要兩般說方得者有彼條語却得此邊說繞明

者有語只一句而推移出入鬪着無限之機關有

辟雖一同而反覆推尋現出各般之類倒語氣墜

多是矣而實非文路每到窮時而却渡法中藏有
法在無句讀出句來總之言有盡而意無窮筆欲
來而法已待種種靈機妙訣不但呆人不可與說
呆話并巧人不可與說巧話的故仲景要人太哥
余所集嘗讀朱子語類云某繞見人說看易便是
錯了易是看不出的今人於傷寒論盡是字還他
個字句還他個句誦其言語解其訓詁而已高一
步者不過如讀史法摭及故實把靈素生吞活剝
一番便稱淵博了此皆看仲景而不尋仲景者也

仲景要人尋者明示人莫謂我現在字句上南山
之南我實躲在字句外北山之北彼躲而我不復
尋者此山之此巳被傷寒二字遮住任你遶遍南
山終身總不見仲景之面而不見仲景之面而以字
牢牢只有仲景之呆書何復仲景之活法也
句上之仲景爲仲景不固而自固愈達而愈不達
世間書不求理路不求氣脉言向字盡文從句止者
只有一部趙錢孫李之百家姓他書無是也今有
世間之傷寒論百家姓似不得單行矣趙錢孫李

豈無趙錢孫李四家之淵源四家之譜牒四家之
郡名四家之典故舖演成書富哉言乎又何數今
之傷寒論也或曰然則然矣但求趙字下聯得着
錢字錢字上接得着趙字可有其法否余曰其法
亦具於今之傷寒論只消趙字下還他一個截脚
錢字上還他一個檯頭是其法矣或曰百家姓名
書處有了個百字可容得一百個檯頭截脚傷寒
論名書只有三個字如何容得許多檯頭截脚余
曰不過把個渾淪張仲景肢解分屍侵侵鋸下來

便是了那管他甚麽兩字的傷寒三字的傷寒論

書要達古人之意不在達其辭辭者古人之糟粕也

古人囿此精粕者以神奇即在糟粕中裹着却又

少他不得耳後人徒在糟粕上認眞遂至終身達

意者要未有達其意而不達其辭者大意巳得字

其辭而不達其意矣須知只有達其辭而不達其

句間不求甚解亦是無不解了也可見意是書中

一個主人其字與句只筭得主人一座門墙出入

由此出入耳而主人之寢息起居實在門墙內之

伤寒论後條辨

奧室處要求見此主人門墻上便是一阻只在門

墻上鑼鼓喧填搬演出我的長技來主人自從窺

室中走出門墻着眼在我身上矣此秘法也讀傷

寒論這副鑼鼓須在仲景門墻之字句上讀得爛

熟從熟處一味曼聲緩奏或有時又繁絃急響起

來總不離心口上去更番播弄自狀有條思路思

路一來莫教斷了急是筆之于書有思路之書便

非呆筆機神氣勢若有物鼓之者狀鼓者舞也張

橫渠曰辭不鼓舞則不足以盡神只就這鼓舞處

而古人之神情意態自欣湊泊將來不期而浹洽

我於語言文字之外矣由此而可以管括其機要

闡究其精微推原其本根比次其條理謂我即古

人古人即我可也無此一段工夫則古人之意毫

無着落而取青媲白蝣聲蚓竅無非辭焉而已所

以全部中無個仲景而尋行數墨都是仲景自胸

中無個仲景而開甲說是即云是見乙說非又云

非以爲仲景從此而入耳出口皆得以一已之臆

代去古人之意乎張竄亂無所不至魔障從辭上

生矣讀傷寒論者首要識此破此莫怪我之便便

言也

讀仲景自序曰觀今之醫不念思求經旨演其所知

吉哉言予總不欲人於尋章摘句而上傚工夫也經

上之所有者不過章句而已經在章句之中吉在

章句之外非思而求之從探隱索微處研究出字

句中之神機玅蘊徒向字句上去詮詁去誦說雖

日熟千百遍只是打那無節奏之鼓打得手痠總

不協律唱那無腔板之曲唱得口乾總不入調先

要得其所以然有了訣竅方不枉下工夫故仲景

云君能尋余所集思過半矣尋之為言即此思而

求之之謂也半字指經旨求之之已得者言只云思

過半者尚有未過之半著落在演其所知上知即

中了了開時演他不熟當塲用他不來故前半工

序中見病知源之知演如演武演樂之演莫謂胸

夫只在思求上尋踏破鐵鞋無覓處是也後半工

夫要在操習上演得訣回來好看書是也仲景此

言分明要人把此部傷寒論等之婦除家之筭法

手談家之碁譜度曲家之絃索辨訛其中且盡訣
竅可以無求於人却只是要工夫去演工夫只要
依樣葫蘆去演到臨時却是用不着葫蘆隨機應
變處處從葫蘆上變化生新出來死葫蘆變成活
葫蘆活葫蘆拍着死葫蘆却又無毫釐絲忽之差
方是演得到手的成候令人有了傷寒論便要靠
他代我做先生鑒病譬如家中有了一本箏法便
撿來箏他人之帳有了一本碁譜便按定角他人
之弈有了一本絃索辨訛便翻出配他人之曲卒

傷寒論後條辨　贅餘　　去　武好堂

傷寒論徐修義

時無一些工夫及誤事則曰非我也籌法也基譜
也兹索辨詭也我自是對本無差傷寒論爲人所
詬厲者類此此無他看誠看矣讀誠讀矣且勿詢

其演不曾演試詢其讀時曾尋一尋否

傷寒論不同於他醫書者他醫書是教人照樣我云
云去醫病傷寒論是教人照樣我云云去做工夫
工夫不成他人之書醫不得病來我之書益醫不
得病來我只做得個引路的人腳步要你自去走
我不比他醫書慣是替人臨場代考揹卷的

插卷已是現成事只消照依他寫一寫耳更有妙於

此者不必自家做工夫又不消央人插卷只消擬

定幾個題目做就幾篇現成文章春三月定是這

個題目只消寫這一篇文章夏三月定是這

目只消寫這一篇文章若有走移又於日子上擬

定一篇的文章一篇下的文章任你病上生出

甚麼題目來自正月初一起至十二月歲除止我

皆有篇整整齊齊入殼的文章等你有此一個導

師何消仲景這許多嘮叨此叔和之書遂成了個

一見能文之秘本家絲戶誦其邀叔和者且勿道
○即攻叔和者不是破他之非明說此中還有欠處○
要我茭訂一番續成一見能文第二刻纔妙只此
個呂覆昭阱何人不入其中從來盡惑人者只是
一個捨難取易之法鏡中對一對便是將并上臨
一個臨便是相拈頭上招一招月腳便是鑒師世上
○誰人不願為將為相為師者以此鞠及叔和自是
鑒門中一種白蓮敎也○或曰叔和果爾何故又
表章出仲景來曰仲景久爲人所屬目不把這個

傷寒論三字不是一氣讀下得的傷寒是他人的病

論是自己工夫病是一時一刻害出來的工夫不

是一時一刻做得來的倒之制舉子家傷寒是場

中出下一個題目要此一個題目還他一篇中式

文章非風簷寸晷之事而十年窗下之事也十年

都理會不來誰肯死心蹋地走我這條路者其表、

章處明要把仲景來做我一個鸚獺耳猶恐此例

不成淵叢此處又要用仲景來做劉盆子矣、

沒頭沒緒煩難瑣碎的樣本明鋪在面前使大家

窗下單只爲着風箒寸晷中一個題目所以費盡
心血以求揣摩成文章只是一個題目實是胸無
全題方有此一個題目的文章既有此一個題目
的文章則任他千百個題目亦總是此一個題目
的文章蓋萬法不過不成一法一法既成可無萬
的文章故仲景不與人討傷寒而與人討論論上有法
法之法首在認題從題上講及抑揚開闔法從
也文之法首在認題從題上講及抑揚開闔法從
此立矣不是分理學題經濟題去着意修辭論之
法全在辨脉從脉上察及裡府藏法自此該矣

不是揣傷寒病溫熱病去挨證類方此處無法文
家不容你揀個題目去應場中之考鑒家堂察你
擇個傷寒去應他人之病也
從千百載後讀前人書要討得前人口氣爲上不得
其口氣徒於題面上去摹擬摹擬愈工去題愈遠
矣如作論語題者夫子意曰四字人人有的其不
中式者失去題音非失題而也面是夫子之面口
氣不是夫子之口氣耳得了口氣則題之所有不
必其有而機神湊泊氣脉貫通蹺夫子復起亦謂

傷寒論後條辨

賁餘

尤

式好堂

能道及我意中之所欲云安得不中式得此法故
亦不妨移前作後翻彼作此以古人之言立我一
家之法如湯之盤銘三節非出一書而有是故君
子無所不用其極六句口氣何妨其頁康誥曰克
明德三節非經中原次而有皆自明也一句口氣
何妨倒置凡春秋命題得串數事而比例小考試
不至脫了語氣則彼此聖可以同堂前後世宛如
士亦可隔章而聯題者此故但於錯綜離合之間
一日此余註傷寒論而欲取後條辨命名之意誤

謂余之所辨實係仲景之辨余之所條確是仲景
之條其處爲叔和翻亂我今爲仲景改正原夲其
處爲叔和附益我今爲仲景芟去乖謬余豈敢向
痴人說此痴話妄去截鶴脛之長續鳧脛之短
凡看書之法必總其言而求作者之意發原端夲處
不差則葉狀混雜處其義類可以互得余前巳屢
言之矣最要緊者　看節目先看提綱傷寒論之
提綱在二脈說起而著之曰法其大意巳可知至
於辨脈法之提綱則曰陰病見陽脈者生陽病見

傷寒論後條辨　賛餘　　千式好堂

傷寒論後條辨

陰脉者死凡後面分陰陽爲太少正厥者緊緊要

人在此處廻龍顧祖也而平脉之提綱則曰營衛

血氣在人體躬呼吸出入上下於中因息遊布津

液流通隨時動作劲象形容曰營衛曰血氣曰中

曰津液欲人於此處審察表裡別及三焦以求病

之所合不當只在風寒上死煞認證故以料度府

藏獨見若神作結語至于主治之大經大法教人

下手處則又重在金匱要畧中首句之提綱曰聖

人不治巳病治未病一語巳病者何病從證上見

出來的是未病者何病從脉上伏住的是故同一

太陽病發汗有從發汗後而成胃家實者必其人

於浮爲在表處巳伏有數爲在府脉也有從發汗

後而得亡陽者必其人於浮爲在表處預伏有遲

爲在藏脉也此處失去隄防只知在證上治其巳

病不知在脉上顧及未病所以三陽三陰中種種

相因之壞病俱從治巳病處無端變出來前此皆

未病之病也巳病之在表者未去未病之在裡者

候來故聖人於巳未之間兢兢從脉上作防萌杜

立法無非從不治已病治未病處譜下一部金針

實實着落在經絡上解釋也凡仲景傷寒論立言

防閑他便有個轉換關頭剁復關頭耳非如今人

在於有病之地方上得周巡及無病之地方此處

別下個地方來以便人去衡量及標本逆從之所

也其六經之設特於表裏府藏四字從人身上區

字上料理非泛泛狀照六經所現之形證即形證

可下處此之謂不治已病治未病其工夫全在辨

漸計遇可汗者輒有不可汗處於可下者輒有不

至於不得已而救誤已是第二層工夫了第恐不
能於第一層工夫上領畧仲景防未病於壞前安
能於第二層工夫上領畧仲景救壞病於誤後任
你說得舌敝只是糊塗只是糊塗者胸中有傷寒
二字積蓄積習苦纒住也若求脫去急向仲景
論中討提綱此處有個主宰方不爲一切先入之
言所亂此頂門針當頭斧也

傷寒只是太陽表上裡一層病邪侵營室方名眞傷
寒而營室之所主者厥陰肝也少陽與之爲表裡

傷寒論後條辨序　　　贅餘　　　　　　　　至　　式好堂

二經皆司風木故不必隸之表分亦能延及客邪

直犯營室特少陽則兼口苦咽乾目眩證厥陰自

見其先熱後厥先厥後熱之藏陰證雖不類太陽

表之脈浮頭項強痛而惡寒亦可名之曰傷寒其

餘則皆經氣自病無關客邪矣中風之病根不是

衛氣不和便是營弱衛強陽明之病根不是胃家

實便是能食者名中風不能食者名中寒一則瘀

熱在裡一則胃中虛冷之因其太陰病根則其藏

有寒是也少陰病根則陰盛亡陽是也是皆經氣

自病非關客邪縱有客邪亦屬隣邑震驚變從中

起之病非彼之風寒得入我界中而成邪即太陽

熱之缺陷處客邪方與之合不比傷寒專打倔強

一經之有風溫暑濕皆由我體躬先有個虛實寒

硬漢的故仲景俱名之曰太陽病陽明病太陰病

少陰病而槩不名之曰傷寒几仲景之列此者欲

人知表自有表之病其脈與證怎樣的不得混及

於裡裡自有裡之病其脈與證怎樣的不得混及

於表表上祇是一層入裡便分府藏府自有府之

贅餘

式好堂

三

病其脉與證怎樣的不得混及於藏藏自有藏之
病其脉與證怎樣的不得混及於府先得其所以
不混者而後可以辨其所混名曰六經實即表裡
府藏之別名也以其有接壞處有隔屬處有犬牙
交錯處故從表裡府藏四字區下太少正厥之陰
陽來其有各經自病者如報云某處賊起有合病
者如報云某等處賊同起有併病者如報去某處
賊未罷接壞處又生變至於陽經有陰病如報云
某處賊中伏有彼處奸邪陰經有陽病者如報云

此邊之賊却彼那邊煽動云轉云屬者即併病一

例如報云前此那邊賊初動却是這邊賊施號令

則此邊勢稍殺又是那邊賊施號了其間有獨倡

有各踞有連絡有協從又有形情巳露機兆未萌

方盛方衰方來方去種種病狀不一各從其部而

起從其部而起須按其部而取之故仲景設下六

經求見彼此各有不等方畧隨宜而施以便勤其

所當勤撫其所當撫急其所當急緩其所當緩或

單擒或並進或舍彼勤此或先一後一步伍隊法

之間各有個機宜次第使漏綱者不至漏綱波昭

者不至波昭此仲景分經之意何至後人以太陽

等貼在經絡上纏擾不依既貼上經絡遂有傳字

之事宛似乎當年琊琊有了個赤眉之棼崇便不

苔那鄲另有個十者之玉郎一切平林新市諸寨

俱是赤眉一處盜傳到那邉地方變個名號耳想

是人身若無太陽一個表表上若無太陽一個傳

裡之府藏皆蠱物雖有陽明少陽三陰之為病等

名色只是太陽一個佐貳不許擅受民辭必待太

原及六經仲景之六經是設其荒誕已不可言況加
先纂亂及內經乎按仲景于太陽等見證處皆加
素問之六經證仲景之六經以該盡眾病以
經是欲羅六經於綱中素問之六經是因熱病而
六經素問之六經是欲脱六經於綱外仲景之六
是一病共其之六經仲景之六經是異病分布之
而互較之則千古之訛不攻而自破素問之六經
破傳經之謬只把素問之六經與仲景之六經並舉
陽堂上批下事件來方許職行也

以之爲病三字作揭語篇則各自名篇而内經不

復曰之爲病但曰太陽受之陽明受之云云文勢

接連而總弁以熱病名篇但就此等字法中文勢

中且求之則傳經不傳經之故與受病之異同治

法之窮壤判於指掌矣夫曰之爲病者蒙由我作

犓竿而起自作垂張之病也其頭項强痛而惡寒

等猶之據封疆聲名號之見證是爲實邪各經各

病而見於太陽是爲陰盛乘陽之病曰受之者侵

凌在彼勢不由我俛首順承之病也其頭項痛腰

齊強等猶之委封疆歸名號之見證是爲虛邪六
經皆虛而始於太陽終於厥陰諸法祇可行於捐竿
灼之病凡仲景之汗下和溫諸法祇可行於捐竿
而起自作垂張各自爲邪之六經不可誤行於彼勢
不由我儂首順承同病相憐之六經罪不在彼故
也譬之當年之六國之爲病者六國有一作虐冶
此者趙無道則擊趙魏無道則擊魏可也受之者
六國一齊被困另有個作虐泰所謂熱病者
視六國道里之遠近而叅及之不止也治此

者不去治泰而反治六國是助熱爲虐矣故素問

曾無治法只有救法因于篇中反覆申明其吉人

自不省及耶余得而節畧言之其日傷寒一日巨

陽受之故頭項痛腰脊强者猶云熱勢肆熖久巳

乜有六經未發覺之先皆巳受其節制令則號令

從巨陽施起巨陽受之故頭項痛腰脊强起來此

非巨陽爲病受之不得不狀耳不可因此妄治巨

陽之無辜治熱而巳二日陽明受之陽明主肉其

脈夾目絡於鼻故身熱目疼而鼻乾不得臥起來

此非陽明爲病受之不得不厥耳不可因此妄治

陽明之無辜治熱而巳三日少陽如此解推之四

日五日六日之三陰亦如此解總之不從六經起

見一以治熱病爲主治熱病云何日刺以泄其熱

而巳刺以泄其熱之法云何日未滿三日可汗而

巳巳滿三日可泄而巳蓋未滿之三日受自營衛

既巳受之不能阻熱之不我過臨但過臨任他過

臨只是從營衛裏處汗以泄之使熱勢不犯及營

衛而營衛得行餘則俟之而巳巳滿之三日受自

傷寒論後條辨

府藏既巳受之不能拒熱之不我駐躍但駐躍聽

其駐躍只是從府藏深處汗以泄之使熱毒不至

傷及府藏而府藏得遍餘則俟之而巳泄其熱也深其

緩取之曰汗從三陽府絡得汗以泄其熱也

針而急取之曰泄從三陰藏絡得汗以泄其熱也

汗泄二字正爲不可汗不可下○立下這個法來奈

何後人反認作麻桂承氣之汗下豈不是一個生

死人命大干連此只舉其大綮而汗與泄在逐日

上自有各通其藏脉之法汗不是一個穴上取汗

泄不是一個完上取泄而已故繼此卽接以刺熱

篇詳及之泄熱卽所以救六經亦擊趙救魏之意

故曰今且得汗待時而已譬之慰諸望救者令其

不必着忙我今得汗以行其營衛通其府藏不通

莫待他營衛不行府藏不通在六日前便成死證

則經盡之時眞陰自復營衛不行處前已有汗法

行之府藏不通處前已有泄法通之時至事起彼

自一日以至六日不迎亦而奄有全齊者我亦能

自一日以至六日不迎刃而復有全齊也故曰至

七日太陽病衰則頭痛少愈云云也此之謂救救

法爲虛家設須知此處之頭頭痛腰脊強等證與

東垣內傷之頭痛惡寒等證一般看雖同是太陽

之見證却與傷寒之太陽各有虛實之大別但內

傷之虛虛在陽分熱病之虛虛在陰分此又同中

之大別處治法自霄壤耳要之總不在傷寒一例

故法在泄陽以救陰經所謂取之諸陽五十九刺

以泄其熱而出其汗實其陰以補其不足也尤恐

泄法不能盡其熱故刺熱篇更云治諸熱以飲之

寒水乃刺之必寒衣之居處寒處身寒而止也種
種諸寒治亦爲泄陽而設汗下溫針不是助陽卽
是奪陰陰之後重復遭此六經尚有照類平故
仲景有一逆尚引日再逆促命期之示以此一篇
萬不可汗萬不可下之六經竄改爲三日可汗三
日可下之六經遂以此亂入仲景書中標樣式以
彼紊此而奪此傳經之誤辟竟成了千百年來傷
寒家一個金科玉律矣余於賦例內辨之不曾辨
閱者互而較之并將素問原文與仲景書研究一

番其說不攻而自破盖傷寒誤治即成壞病胸中

有了傳經說。凡三日後陽虚陰躁裡寒外熱諸壞

病妄作經熱治殺人者皆此傳字殺之也。○熱病

之六經是於頭年冬月遍處安着地炮一條藥線

來自狀挨到一齊發作故有傳經之說。此則指此

貫到尾到第二年春夏交方從太陽處點起藥線

一病而言耳與傷寒之六經為卒狀之病為各經

之病為寒熱虛實等各隨經氣變現出來者何甞

天淵世人莫要渾淪不分鱗其鯉也。

經有傳方有受從彼遞到曰傳從我奉得曰受顧傳
與受見於傷寒論者僅兩處太陽篇曰傷寒一日
太陽受之脈若靜者爲不傳頗欲吐若躁煩脈燥
急者爲傳也即接一條曰傷寒二三日陽明少陽
證不見者爲不傳也少陽篇曰傷寒三日三陽爲
盡三陰當受邪其人反能食不嘔此爲三陰不受
邪也又接一條曰傷寒三日少陽脈小者欲巳也
此二處受守俱與經文同傳則必受不受則不傳
其契一也故一日太陽二日陽明三日少陽三日

三陽為盡則三陰受之矣可見一受則曰子按定

不容您達的了此之謂熱病傷寒槩無是也然據

太陽篇云云則未滿之三日有不傳到陽明少陽

之熱病矣據少陽篇云云則巳滿之三日三陰有

不受之熱病矣除此二條外云云併云轉屬者

多矣可再有一個傳字否云病云得病或

云得之云續得者多矣可再有一個受字否有了

傳字受字之熱病仲景且不槩亥許其傳之嚴如

此何令人不但以此浪加熱病而且以之浪加傷

寒經論兩在不知諸公從何處祖述此說流傳於

國中○或曰叔和誠亂內經矣肰仲景說熱病又

不盡合內經何也余曰豈特熱病仲景之傷寒總

不合內經之傷寒仲景之中風益不合內經之中

風內經固多奇恆典要有了仲景書內

經只當孔子刪前詩書未筆削時春秋連山歸藏

之易看承凡不合於前人處皆有功於後人處也

人身之有經絡爲津液貫輸之地有支有別有會有

原如水之各有其道也凡人身之血氣津液彼此

賛餘

三

流通不致阻得者此也至於表裏府藏從而區爲
六經者自是經界上事病只從經界上見不從經
絡上見從經絡上見者證也非病也經絡是四通
八達的不此經界之各有封守故有防禦故有病
在下而證見於上病在表而證牽及裏者不是經
絡停阻而彼處告奔即是經絡遙通而彼處
爲風爲鶴但察其疆界上別無乘機窺發弄兵黌
池者則尼彼處之擾攘皆我良民不能安枕之故
艮鑒自是舍證取病只從疆界上掃除不從經絡

上驚動如執薪之用汗泄法只於病上治熱不於

證上去治六經此其類也得此意而廣之凡仲景

論中見火不去攻火見痰不去治痰上病取下下

病取上陽病治陰陰病治陽過因過用寒因寒用

諸法可以意悟矣

有以傳足不傳手之是否求質於余者余曰此等齊

東野人之語非余所願聞朕齊東之手足實從傳

字誕妄出來傳字之誕妄實從經字誕妄出來不

先闢去經字誕妄相沿日甚一日普天之下莫非

齊東矣按辨脉法云寸口脉浮爲在表沉爲在裏

數爲在府遲爲在藏此個表裏府藏字實從陰陽

二字別出來的欲使人身直則從頭以至足橫則

從皮毛以及藏處處討個貌屬故區陰陽而爲表

裏府藏有了表裏府藏便可盡野分疆矣肤而境

會有交通處犬牙有錯雜處難爲盡一故又從表

裏府藏四字署之爲太陽陽明等之六經經絡之

說只可帶着看其實經字只筭得一個部字耳猶

之於表裏府藏疆界上設下個官守來如皮毛如

營衛等皆盡在表之彊界上而以太陽統轄之此
等處受邪寒自營入而爲傷寒風自衛得而爲中
風暑濕等邪而自皮毛膚勝上得者皆得名之曰
太陽病非太陽經絡上受邪而病及營衛病及皮
毛乃營衛皮毛及一切表界上受邪而責及太陽
也猶之地方失盜必責及官府之意官府只是一
個而所屬之地方則不止一處爲營爲衛爲皮毛
爲膀胱小腸等皆是這個官屬所營故總名之曰
太陽病經曰清邪中上凡陽邪從上而入者多從

傷寒論淺假斛

皮毛營衛始管統血而主之者手少陰心衛統氣

而主之者手太陰肺肺受邪故惡寒心受邪故發

熱一起病便在手之疆界上起以其為太陽所統

轄故名之曰太陽病耳其實與足無干也表分之

裏為膀胱寒府其有小便不利證責之足太陽宜

矣若兼赤濇而口渴心煩者則為手太陽小腸病

又無關於足明其只此足太陽一部而手之受病

者三經其餘經之顯而易見者可不復贅也總之

此處之六經半是瓜定之名表瓜在太陽裏瓜在

陽明半表半裏泒在少陽藏之淺者泒在大陰藏
之深者泒在少陰藏雖深而得連及陽界者泒在
厥陰此個泒字實是仲景經理出來以便人認證
而呼及病之意如同一脉浮而緩之病身發熱則
可屬之太陽以其只手足溫則亦可屬之太陰至
於五六日大便鞕則又可屬之陽明屬字當個安
挿字看是仲景分經時酌量此條書彼此可以通
移還是安挿在那邊寫是的意俱非經絡上之六
經生成有此一定不移之名者也故其見證同處

贅餘

兩

式好堂

消息實是同此矣籲惟其一故能合唯其一故能

陽也本身之與天地形質雖殊而陰陽虛之盈黜

離絕乎余曰是何言歟人身一天地也天地一陰

於府藏狀則天地之氣機與人身之府藏判狀其

或質余曰據予之言風寒暑濕祇從表受而不傳入

矣

餀正之六經漸變而為一部傳足不傳手之六經

同處蔓衍及內經以附會其說而仲景一部經界

雖有而異處為多世人罪其異處于模糊而專于

感合之爲言交也如寒則傷營風則中衛之類合
兩爲一有物著之之病故屬之外因而躁名之曰
表感之爲言應也如天未寒而先寒天未熱而先
熱之類氣至而應不知其狀而狀之病故屬之內
因而別出之曰裏此個裏字與愛愁思慮則傷心
等內傷之裏字雖不同然必先有所傷之人方易
有此感病正氣奪而虛在前矣不虛不得感所云
危葉畏風驚禽易落之喻是也雖與表病之陰陽
同一氣機若或啓之實非表有物爲中傷我也東

風至而酒泉溢蚕哑綵而商絃絕感則厭耳此其

治法與外因迥殊彼屬邪來合我之病解而離之

則愈此屬內因我從彼動之病彼氣雖去而為所

動之因只是罨而不去初似外感久則虛中夾鬱

悸癖痰血等證無所不至淺而在府者為胃風下

泄結陰便血種種怪證生焉蓋此病由其人藏氣

多陰陰則易感陽虛不能作主持故也所以感之

一病在婦人尤多治此者須在施受健順上和陽

化陰得還其故氣為主益陰聚之陽能散之也不

知此義而以丹溪五欝香附等湯尤治欝病不合

而加劇若妄認從前等證為陰虛乃更從丹溪法

變欝治妄去滋陰其人必死不狀乍感之初耳聞

目見明明從外因得來作外因治之其人且旦夕

死故聖人不治已病治未病之法在此等處尤為

關要以其與表之風寒暑濕不同其病而氣機與

表之陰陽實同一橐籥也雖亦可名之外感却非

俗說外感風寒等之感所以一誤治太陽三日內

壞病隨成以府藏氣從此變動乎紛矣此處觀不

其精而吸陰之氣陰得升其氣而易陽之精精有

易有個流行之陰陽為之摩軋其間庶幾陽得降

升陽降循環不息而得互為樞紐互為根柢此則

而散陰之德一於閉而凝須要交通轉換而後陰

陰來乘陽陽上陰下是曰定位陽之德一於遂

對待而言而健順施受之間俱要陽去絲陰不許

人身之陰陽有個定位的有個流行的陰陽二字雖

誤治而壞直是崔入海爲蛤此物化彼物非理也

出脉證都妄作傳經傳經非府藏氣因外交而動

傷寒論後條辨

質而氣無形則雖名曰升降而其不升不降者泰
始不互守其宅互歸其根也此則相揉相盪中具
有相兼相制之用一皆此個流行之陰陽為之主
此個陰陽非他即乾卦中所云天行健者是也陽
統陰以行猶天統地以行天一息不行則地氣噴
陷而成崩人身陽氣一息不流行則定位之陰陽
機停息阻而成賊賊者陰氣勝也陰陽無兩立之
理非陽勝即陰勝陰進由於陽退非陽退後又別
生出一個陰來盈虛消息其間固有為之樞者樞

則由中而宰外之物故鑒家又須要明白一個中

字出來平脈篇云呼吸出入上下於中此個中字

着在天上看則所謂無極而太極者是也

有以三陰無合病之故質余者余曰三陰無合病者

三陰病無不合也三陽有合病者三陽病本不合

也太陽病屬表宜汗陽明病屬裡宜下少陽病屬

半表裡宜和各自爲病各自爲治此其恒也有恒

則有變不合者遂有時而合也所由合者以未病

之先或二經或三經共伏有陽邪在絡熱氣素盛

於今乃發覺出形證來耳。非一經隨感隨病亦非

此經受病而株及彼經者。其與素問中之温病頗

同氣機。然彼則合及於藏。同身有火無水合病陽

氣偏盛於經只屬三陽爲病而藏陰之氣毫無所

犯。彼唯合及於藏則自營衞以及府藏總無阻碍。

故曰傳一經六日經盡則衰邪氣行得出頭故也

此只三陽爲病其間便有不合之三陰作阻行不

過去。故發無定期愈無定日須隨宜用着治法治

法亦是泄陽也合病之說如此至于三陰無不合

者三陰同是一個寒藏此藏寒則彼藏亦得應之
而寒經於太陰篇所云以其藏有寒也溫之宜四
逆輩是矣不比陽經汗下和解三法不能混施也。
其間有不能用溫者此則其合者不合又陰經失
常之病耳如太陰桂枝加芍藥大黃等湯少陰黃
連阿膠豬膚等湯厥陰應下之及白虎柴胡等
湯也此則各藏中偏具之伏邪治無一定彼此不
相涉也故三陽以不合者為常而合者其變三陰
以合者為常而不合者其變此三陰無合病之說

須知三陽之合者熱字是其來路反此則為三陰
之無不合矣無不合者寒字是其來路何以
得合以三陰受病總責在手少陽三焦故也三焦
無火則陽氣不到三陰陰中無陽故一寒則均寒
也可見三陰之寒盖皆非足經之為病而手少陽
三焦之為病凡理中四逆等湯皆為救三焦而設
非救諸藏也世人只云病足不病手已自不通極
矣况云傳足不傳手宜乎同在訛亂中者得以彼
之訛斥及我之訛也識此并可以得三陰無俟病

傷寒論後條辨 贅餘 元 武好堂

併病之說前人作兼併義解者極是以其屬兩病各
自爲邪故彼此遂成呑併非太陽傳來不了不割
之謂蓋併病必始於太陽由在表之邪簪之旣久
否則治不如法遂引動陽明之裡氣或少陽半裡
之氣從中而起矣彼勢瘼起則物不兩大而更盛
更衰之際遂有偏成功者退將來者進之意了故
後得併前始爲祇曰續得繼爲則曰轉屬終焉竟
曰太陽證罷而轉屬者佀有後病而無前病矣雖

之故三陰不必併也○

傷寒論後條辨

轉與屬二字上有個層次而治法必分逆從將本
者雖乘進機實是續得之因成功者雖云退局郤
是初得之本本邪一些未罷或證已罷而脈尚浮
虛終不能越此取彼也蓋拒表無如裡氣裡氣關
於胃表邪一些未罷胃家總是未實但在起因分
本標不在病勢分裹盛不比合病一齊而來可以
之合有撤去太陽而竟爲陽明少陽之合若侪病
合同而治以合病不盡由表故也故合病有三陽
非太陽與陽明侪卽太陽與少陽侪而巳總無三

陽至併之病亦無陽明與少陽之併病也

聖人教人都從經常處立法其甚欲人於此處研求也

所以聖人說天必不空去說天言天者必有驗于

人讀仲景之自序只有天布五行以運萬類一句

言天輒承以人禀五常以有五藏而教人在經絡

府俞陰陽會通處着意此處實是玄真幽微變化

難極只此五常上能探其理致有了個法則一切

反經失常之事何嘗範圍着他即以天事言之冬

寒夏熱自是其正其夏寒冬熱甚至六月雪三冬

雷豈可謂無其事但失常之事便謂之怪孔子不
語怪者恐一語之而人得懸空揣摩唯怪是求反
置經常不理此近世於仲景之表裡府藏處無一
人理會看他反加傷寒一個傳字有了一個傳字
遂懸空揣摩出越經傳循經傳表裡傳有尾傳許
多支沅來了至於一個溫病經論兩處何等說得
明白後人反去宗叔和幻出冬溫風溫溫疫寒疫
溫毒兩感等多般名目引釋累牘連篇俊爲醫中
張華猶之夫子方示人以未能事人焉能事鬼而

釋敎偏從事鬼上宜箴夫子方示人以未知生焉

知死而釋敎偏在知死處逞能唯其無風撮影撰

成一藏訛話故能煽動天下此醫家風溫溫毒等

不止漸生出許多螅蟇瘟軟脚瘟瓜瓢瘟疔瘩瘟

來了傷寒中有了此種艷異編誰是究心仲景之

中庸者武思怪病千般量逃不出表裏府藏外另

生一簡怪物出來縱此處失虛經常自有浮沉遲

數四脈法勘定之只在浮沉遲數上驗經常不向

表裏府藏外修怪異此仲景之掌心雷伏魔法也

一部傷寒論是從人身日日所見之病人人同
有之病上設範圍不比温疫病等是十數年中一
見數千萬人中一見者人以其不經見故任他談
空說有有人討一婢燒鍋煮粥飯都不會自言慣
會煮熊蹯椒料如何着湯火如何添人皆咲之其
主人曰世間豈有不會燒鍋煮粥飯的人能會煮
熊蹯者哉不過曉得我家裡只有粥飯煮無熊蹯
煮揀個無的來說誕語耳
一卷之書不勝異意何妨仁者見之謂之仁智者見

傷寒論後條辨

之謂之智必執己見爲是他見爲非皆知其一而
蔽其二者也但異同處只好在節目上岐而原本
先要討個歸一不得原本岐不是一亦不是先偏
云讀書之法有個大本大原處有個大綱大目處
有逐件逐事理會處其次在解釋文義逐條逐句
解釋何嘗不是而原本一差無一處泰泊得來傷
寒論中支支節飾何啻千箋撒地不得論字作串
繩繁認定傷寒字是原本任你千般扭捏費盡力
氣總是上不得仲景之繩上不得仲景之繩而欲

以叔和之原本貫上仲景之支節益是驢額端望
他長隻肉角來了既衹悟于此又衹悟於彼豈是
仁者見之謂之仁智者見之智只是隨文解
釋我不懂處他也未必懂我不是的他也未必是
抄寫得便是書可曾於大本大原大綱大目處理
會一理會來必曰恁地說方纔可矣
讀仲景自序云勤求古訓博採眾方撰用素問九卷
八十一難陰陽大論胎臚藥錄併平脈辨證為傷
寒雜病論合十六卷云云今讀其書會無一句犯

着素問諸書者盖已於彼之藥録胎臚及一切而
為我平脈辨證見病知源之十六卷書矣素問等
經其胎臚自是採花成蜜釀秫成漿繁處沓處條
差互出處皆經和採變化融來歸一不落名荃不
蜀痕跡彼物另成我物其花與秫自可棄之為蠟
為糟耳世人搜及內經者不從漿蜜中叫把其英
反去嚼仲景之蠟舖仲景之糟從漿蜜中淯入渣
滓是以真處無所研而研其似本虚不能探而探
其末不深而鑿之使深不晦而推之使晦博采兼

收不過在節氣上經絡上二處訛以傳訛意要借
仲景來賣弄內經遂不顧內經之賊害于仲景矣蓋
內經自是內經之文章仲景自是仲景之文章移
尚書克明德三個字之文章寫作大學克明德三
個字之文章在尚書考解元會元者在大學自是
意是康誥大學之吉意是皆自明也耳狀則仲景
六等考不住也辭句雖同而吉意各別尚書之吉
內經之異處如何曰內經是一大京作店其間規
矩準繩有得賣斧斤刀鋸有得賣一切材料膠漆

傷寒論後條辨
贅餘
閩 式好堂

等件有得賣并造作宮殿的圖式也有得賣諸般

無所不具只是要建個五鳳樓必定等一位公輸

來方動得手又譬之角車內經是造舟車者舟車

上之所有自無不有仲景是駕舟車者彼之所有

不必我有但不得我為之運用他有的終是一個

呆舟車行動不得呆也罷了今之搬運內經者俱

照着傷寒熱病字上去搬運全不理着論字猶之

破曹之時凡是火具無不搬運上舡豈非成功之

物只是登壇者賽的風不是東風是襄西風這干

搬運之物未免帶累他都有個反字了

以內經與傷寒論並較內經意甚顯只是富傷寒論

字句儉義却深富者只要目力到看去能記憶便

多受用深者靠不得目力須是讀滾滾如學生背

書法讀去雖熟得亦無用須是思讀一條思一條

亦無益須是通前徹後反覆玩味思而讀讀而又

思方有入路此種工夫非是對着本子做得來的

須於精熟後離了本子去做歐陽公作文自云得

之枕上路上廁上盖此三處月前無有本子不爲

仲景一書其意旨之遙溪義味之淵永自是無窮無

淵而時出之耳

石公一種爲帝者師爲王者佐只是一個淵泉如

是仲景却未免買櫝還珠蓋此種書在兵家即黃

人不被你看得出讀得出的今人看與讀未嘗不

古人簡冊中半在自家神思上自家工夫不到古

悟得的從此又生出悟來其間機神湊會處半在

泳間具有爬梳別抉之沙未悟得的漸自悟得已

一切箋疏等所障蔽方是神思獨得之時優游諷

極只以結構言之玲瓏碎密至矣尋之却無一些
痕跡一切玉連環金鎖甲無縫天衣均不足擬之。
而讀其文字則行間墨下不啻巒嶺谿澗千層其
煙雲出沒處復現出田疇疆甽井井貫挿之妙侵
逗之巧處處是穿花蛺蜨點水蜻蜓文字之奇未
有極於此者而橫斜曲直皆配成法不容一字移
勁非深心此道者不能知不足語也徒深心此道
者亦不能知不足語也余嘗欲求一言以蔽其書
而不可得久而悟曰恁的一部奇書却只是文理

密察足以有別也○一句中庸耳或問曰○此句從何

悟得余曰仲景巳明在標篇首上示我以辨字矣

從此得望宮墻只在這條正路上走不復跟着夢

裡夢夢徒向曉煙昏霧下走荒郊曠野耳○

丹溪有言仲景諸方寔萬世醫門之規矩準繩此老

殊不知規矩準繩者也不有於仲景之法何有于

仲景之方仲景只許二脈以法而弁不及六經六

經尚是虛懸下的須從三脈法去衡量之六經方

是入式之六經故先從二脈辨起平起務較準一

把好秤一條好尺六經之輕重長短出出入入自

不○能○外○我○範○圍○規○矩○準○繩○在○此○故○二脈法中未嘗

定○下○一○個○方○是○物○事○巳○秤○定○布○帛○巳○量○完○兩○邊

無○得○競○乃○太○兌○銀○子○耳○

孟子曰盡信書則不○如○無○書○欣○於○武○城○尚○有○二○三○冊

之○取○今○傷○寒○論○中○盡○變○成○新○莽○之○金○滕○幷○無○武○成

了○此○二○三○冊○書○從○何○處○取○余○欲○於○李○東○垣○脾○胃○論

薛○理○齋○鑒○案○取○及○二○三○冊○爲○武○成○補○亡○以○其○青○幷

武○成○之○書○法○非○武○成○之○法○而○其○意○猶○不○失○武○成○之

意也○此意不存則如子和之三法河間之原病丹
溪之滋陰皆得以巳意明明翻去武成更不若新
恭尚不敢翻金縢以名也

凡讀古人書要不爲古人所牿能以意逆志雖令錯
解而義理可以通行者無害即如跌陽少陰之說
豈有無故而教人舍于泝之常取足法之變者錯
不錯且未說就令其法不錯亦行不得令人穿鑒
只好在紙上去穿鑒曾有人於診時慣以此法爲
經常遇病輒去診人足者否即在仲景當時籍令

盤及婦人當令先在臥榻上解下脚帶來伺候可

是行得的行不得的以此名卓犖觀書不如吾早

之無其高論尚可以容及錯也舉此一則以例其

餘以吾之於仲景其間錯解者不知凡幾也而吾

不諱其錯者省此工夫免得去搜尋古人多一番

無益之附會耳

聖人立言多是垂戒讀仲景書須曉得他處處是履

霜堅冰至處處是于之所慎齋戰疾不從此處領

會徒把來作一部盤編看則易經只是一部卜筮

傷寒會通條辨　　　贊徐　　　武好堂

書春秋只是一部日記故事讀傷寒論不如讀萬
病囘春似更多多益善也

凡仲景論中所列諸主治俱是懸空定個虛例如云
汗下之類即律法中載着殺人者死傷人及盜抵
罪諸條欵耳有此條欵而詞訟中指殺指盜者十
件而九到得鞫時毫無影响間有影响者又只據
此條之能入人以此罪不曾旁及他條之不能入
人以此罪也所以律法於本條定下一個罪來而
翻駁諸欵又雜出于他條他條不必爲本條而設

及至奏泊將來盡是爲此條作防維也經過詳允
後前律方非虛故不是指定殺便是殺指定盜便
是盜余嘗擬傷寒論爲仲景之刑書先要曉得刑
書是要生這干人而廣故不是要殺這干人而特
設也凡仲景可汗不可汗可下不可下之禁即左
右大夫國人皆曰可殺而曰未可之意全論中所
云不可汗不可下處皆是從可汗可下中翻轉來
不是截狀兩下事故入人罪處要依六經出人罪
處須從二脈一出一入此處最要熟不熟得律法

傷寒論後條辨

仲景諸方治處有個直劈下的道理有個橫截斷的

道理其橫截斷處要還他一個推原出的道理如

百十三條云太陽病頭痛發熱身疼腰痛骨節疼

痛惡風無汗而喘者麻黃湯主之是直劈下法也

百十四條繼之云脉浮緊者法當身疼痛宜以汗

是羅籍吉綱奈何

恐救誤者又不會熟得律法則此個簡刑仍未免

誤入人罪尚有簡刑依似誤傷人病只有救誤第

獄上多是糢糊不熟得脉法病上莫非依似糢糊